经济畅销书

肿瘤经济学

Tumor Economics

于保法 ◎ 著

经济学并不是一门很遥远的学问，而是和人们日常生活息息相关。

肿瘤和经济学，看似两个不相干的学科，但仔细研究会发现，肿瘤本身就很懂经济学，而治疗肿瘤更离不开经济学

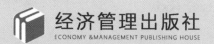

经济管理出版社
ECONOMY &MANAGEMENT PUBLISHING HOUSE

图书在版编目（CIP）数据

肿瘤经济学/于保法著. —北京：经济管理出版社，2017.8

ISBN 978-7-5096-5273-2

Ⅰ. ①肿⋯　Ⅱ. ①于⋯　Ⅲ. ①经济学—应用—肿瘤—治疗—研究　Ⅳ. ①R730.5

中国版本图书馆 CIP 数据核字（2017）第 188183 号

组稿编辑：杨国强

责任编辑：杨国强　张瑞军

责任印制：黄章平

责任校对：董杉珊

出版发行：经济管理出版社

　　　　　（北京市海淀区北蜂窝 8 号中雅大厦 A 座 11 层　100038）

网　　　址：www. E-mp. com. cn

电　　　话：（010）51915602

印　　　刷：玉田县昊达印刷有限公司

经　　　销：新华书店

开　　　本：710mm×1000mm/16

印　　　张：11.75

字　　　数：188 千字

版　　　次：2017 年 9 月第 1 版　2017 年 9 月第 1 次印刷

书　　　号：ISBN 978-7-5096-5273-2

定　　　价：48.00 元

编　委

主编：于保法

副主编：王树强　郭源生　王凡　张汉湘　刘宏伟

编委主要成员简介：

于保法：中国主任医师，美国德州大学(EI Paso)兼职教授(2016)及美国健康科学西部大学兼职教授(2016)，泰美宝法肿瘤医院(1998)、济南保法肿瘤医院(2004)、东平宝法综合医院(2010)、北京保法肿瘤医院(2012)院长。

王树强：国务院发展研究中心经济要参咨询部副主任。

郭源生：九三学社中央委员、"十三五"专家、工信部电子玉器件中心总工程师、智慧医疗总设计师。

王凡：国务院发展研究中经济要参咨询部主任。

张汉湘：国家卫计委卫生计生监督中心巡视员。

刘宏伟：新华网融媒体中心总监、总裁助理。

序

从经济学角度思考肿瘤治疗
——智慧选择肿瘤治疗

当前在社会上，一般人都不会想到肿瘤治疗和经济学居然还能扯上关系。而且关系是如此紧密，在大家的印象中，治疗肿瘤是医学专家的事情，手术方案、化疗方案、放疗方案都是医生占主导地位，和经济有关的就是患者不断为方案交纳各种费用。现实生活中，我们经常要人们任何事情都要精打细算、力求经济，就是"花最少的钱干最多的事"。但在肿瘤治疗中，问题并没有这么简单，长久以来形成对生命的敬畏和对肿瘤的恐惧使得大部分人面对肿瘤失去了科学判断能力，在早治、快治、彻底治等思维的引导下，被动地接受医生安排的治疗，在治疗—进展或复发转移—治疗的不断循环中耗尽家财甚至失去生命。正如本书中所提到的，肿瘤为什么会在病人身上疯狂生长？治疗肿瘤的药物为什么效果总是不尽如人意？药价为什么一直居高不下？治疗肿瘤究竟需要多少钱？疗效和付出的金钱真的是正相关吗？……这些问题一直有人在探索，但鲜有人将其与经济紧密联系起来。

经济学的原理告诉我们：世界上没有免费的午餐，做任何事情都是有成本的，人们只能从不同的选择中权衡利弊。人们都希望拥有好东西或着手去做好事情，可是再好的东西，再好的事情，你也不能不顾条件变化一直不停地做下去，再好的东西，再好的事情最终也有可能变成坏东西、坏事情，这就叫作物极必反。做一件事情做到什么程度停止，就是要看边际好处和边际坏处在哪里相等。

肿瘤治疗的过程中，医生和患者往往忽视边际收益和边际成本的最佳均衡点，传统思维认为肿瘤切除或消失就是治愈，仅仅了解到的是治疗的效果，如果不深入了解其付出的成本，导致一部分患者付出太多而收效甚微，甚至做了无效治疗或负效治疗，本书作者于保法教授认为，作为一个肿瘤学专家，除了要具有过硬的专业知识和丰富的临床经验，还应具备帮助患者选择确定边际收益和边际成本的最佳均衡点的能力。肿瘤治疗和经济学，看似两个不相干的学科，仔细研究会发现，治疗肿瘤也离不开经济学。

仔细翻阅本书可以发现，为了使患者更方便地了解肿瘤治疗和经济学的关系，于保法教授并没有局限于经济理论的阐述，而是通过一个个鲜活的事例将枯燥、深奥的经济学原理讲解得活泼生动，将肿瘤治疗与经济学的关系讲解得深入浅出，更是通过憨大和憨二面对选择时的不同心理使读者感同身受，通过阅读本书，读者和有关人员既可掌握简单的经济学原理，并能通过所学的经济学原理，认真思考疾病诊治问题。我们相信，如果能让病人掌握自己诊治疾病的经济权利及选择医院的权利，面对肿瘤治疗决策时做出更好的选择，做出最有利的决策，对病人来说是一件大好事，这也有利于卫生医保部门制定不同年龄阶段及不同保额标准的差别补助政策。相信本书对肿瘤医生、肿瘤患者等均会有所帮助，从而受到大家的喜爱和欢迎。

张卓元

中国社会科学院学部委员

中国社会科学院经济研究所研究员、原所长

博士生指导教师

2017 年 3 月

前　言

我是一名肿瘤学者，从20世纪80年代起研究肿瘤治疗方法的改进和肿瘤治疗疗效的提高。在研究的过程中，我发现虽然癌症的治疗方法不断推陈出新，治疗费用节节攀升，但治疗效果提升得并不明显，这使得我对传统的手术、放疗、化疗的治疗方法产生了怀疑，意识到仅靠这些方法根本不可能在癌症治疗上取得实质性的突破。经过数年的工作和学习，我发现治疗癌症常用的方法是手术、放疗、化疗，而在治疗的过程中手术医生单纯以肿瘤切除为目的，若切除范围不够就加大切除范围；放疗、化疗也单纯以肿瘤缩小而评价疗效，不断增加剂量或增加药量；未将肿瘤患者作为一个整体的规则，仅以肿瘤为中心，全然不顾患者的身体能否经受得起，导致患者做了无效治疗甚至是负效治疗。

判定肿瘤治疗应该做到什么程度停止，应该用经济学的均衡理论判断。均衡是指一个物体在大小相等、方向相反的两个力的作用下，暂时保持一种静止不动的状态。例如，人们都希望拥有好东西或着手去做好事情，可再好的东西、再好的事情，你也不能一直不停地做下去。否则，再好的东西、再好的事情最终也会变成坏东西、坏事情，物极必反。本书采用通俗易懂的语言和大量实例，意在指导肿瘤患者客观判定抗癌方法的好处和坏处在哪里相等。明确后，在此前应该继续做，这样净好处减去坏处是正数，在此后应该少做，否则净好处减坏处就是负数，只有少做才会使你的好处增加。这样才会使治疗利益最大化。

本书同时用经济学理论对目前治疗肿瘤的手术、放疗、化疗等方法进行分析，得出要想在癌症治疗上有所突破，关键是消灭过度膨胀的癌细胞，同

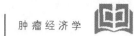

时还要保护被癌细胞不断侵犯的宿主。从经济学层面说明我所发明的"用肿瘤自身作为抗癌药物缓释仓库"的"缓释库疗法"在目前的肿瘤治疗中处于领先地位，因为这是一种直接杀伤"叛变"细胞，并兼顾宿主功能的治疗方法。1996年，我在美国公布了这一新型治疗思路和方法，立即被美国专家赞誉为抗癌技术的一次革命。其后，这项技术获得美国专利、中国国家专利、澳大利亚国家专利。1998年至今，我先后创立泰美宝法肿瘤医院、济南保法肿瘤医院和北京保法肿瘤医院，都将"缓释库疗法"作为主要治疗方法，19来，成功诊治41000余例患者。

最后，将肿瘤治疗与经济学相联系是一大胆尝试。本书的写作和出版得到多位经济学家和肿瘤学者的指导，也借鉴了部分观点，在此表示感谢。希望本书的出版能为肿瘤患者的正确选择提供参考，也希望各位不吝赐教，以使本书臻于完善。

于保法

2017年6月29日

目 录

第一章

肿瘤

——人体内的"奸商"

一、人体其实是个经济体

从经济学的角度看人体，那么人体就是一个经济体的缩影。在人体中，体内的血液相当于是资本和货币，每一个器官和组织都可当作社会中不同职能部门和五花八门的产业行业。

有人曾将人体做形象的比喻：政府——大脑；心脏——金融；肺、胃、肾等——资本企业；脸面——股市；身体细胞——家庭；血液——金钱（价值），军队——皮肤外层（由细胞组成的拳头）。

大脑——政府，控制整个神经系统，对自己身体分析、了解，对外部分析。心脏——金融为整个身体提供血液流动的动力，使血液循环流动。肺、胃、脾肾等——资本企业，造氧气、能量、供给，当然其摄入也不全部转化为能量，总有杂质排除，也有激素产生，影响身体。脸部——股市，反映整个身体状况，也会影响整个身体状况（心情决定病情）。身体细胞——家庭，消费，储蓄，需要血液提供必需品。有的细胞会癌变，也有细胞生成抗体，长时间大面积供血不足，导致血液有问题，易引起大面积细胞病变，从而得病。血液——金钱（价值），由心脏输出供给到细胞。由细胞分化成的身体保护层，拳头——军队，神经系统发达，大脑对其控制，当然也有激素进行控制。意志——国家文化底蕴，也可以说是一个民族的凝聚力。神经系统——国家调控单位，由国家统一总指挥进行调整。身体——国家，长大时期，脆弱，血液增多，身体变大，变强，成熟时期，调节血液循环，身体各个职能变强，血液流动到各个部分。得病——危机，器官调节问题，从股市上能反映出来。看病——经济学家相当于医生，通过望、闻、问、切，看股市变化：闻——听其说具体哪个部分问题，问、切、抽样调查，查明病因。治病——大脑决策，是吃药、打针，还是做手术，但首先应该保持乐观的心态，即面部表情要放松，意志要坚强，才有利于治病。当然，面部表情也不能过于夸张（所谓乐极生悲），主要是身体调节。要让每一个家庭都有信心病一定能治好。

一个国家，一个身体，每个人身体不同，体内血液需求也不同，国家调节系统时间长短也不同，小国家，神经调节快，能做到应对自如；大国反应时间长，在神经调节前会出现激素调节，产生抗体调节，当然也是有度的。若身体素质差，内部吸收慢（消费少），则身体成长慢。体系不完整，身体吸收外部资源。供给整个身体内部细胞需求，身体好，产出技术，可以增加外部收益，更好地保护自己身体的完整。

产业发展需要有资本的刺激，资本输入的资金就相当于血液带给机体的营养。经济过热就相当于血液流动太快，会有心动过速、心慌、心悸等症状，主要是由于经济体太活跃造成的，会形成经济本身和外在环境的不平衡，例如能源供应、自然环境、意识形态、社会结构以及国际形势等都应和经济发展本身相适应。

通货膨胀相当于血液被稀释，带来的结果是血液供给的营养不足，经济体本身形成对营养的更大需求，从而需要增加血液供给量，造成血液进一步被稀释，如此形成恶性循环。这也就是为什么经济本身害怕通货膨胀的原因。现在印度尼西亚、委内瑞拉、津巴布韦等很多国家的货币贬值，花钱动辄百万元就是因为没有控制好通胀的问题。解决的办法只有减缓血液供给量，在一定时期顶住压力，逐渐使血液的浓度增加，防止部分机体因为缺氧、营养供应不足坏死。反映到经济方面就是国内部分行业凋敝，被国外资本收购、垄断，从此仰人鼻息，对国家和人民是一种相当大的损失。

通货紧缩是血液营养成分浓度太高。这样的后果比通货膨胀还要可怕。带来的后果是血液黏稠，引发高血压、脑溢血、脂肪肝等疾病。因为通货紧缩往往是由于投资信心被打击而造成的，与通货膨胀不同，通货紧缩恰恰是与投资信心这个主观因素相关更多。这时主要问题是老百姓和经济的主体参与者本身失去了对经济的信心，提振投资信心比减小货币供应难上一百倍。很有意思的是，从医学上看，血液黏稠引发的疾病基本上和肝胆相关，因为肝为血之海，而中医当中《素问·灵兰秘典论》说："肝者，将军之官，谋虑出焉。胆者，中正之官，决断出焉。"肝、胆，尤其是肝正好是主管人的主观判断的，这应该不是巧合。

其实治理通胀也好，治理通缩也好，和治病应该是一样的。

如何不病？《黄帝内经》有云："平人者，不病也。"（《素问·平人气象论》）

何谓平人？按《黄帝内经·平人气象论》所说："平人者，不病也。"那么，具体讲什么是"平人"与"不病"？唐代王冰注解"平人""不病"，就是人的"脉气无太过不及"。"无太过不及"，就是适中。脉气反映人的全身状况，所以诊病先诊脉。脉气"无太过不及"，就是人的身体阴阳气血"无太过不及"，也就是一个"中"，这样才算健康。

对于经济而言就是发展不要太快，也不要太过迟缓。

给一国经济找到合适的比喻还比较容易，但给一国的经济、军事、政治等整体找到一个模型则比较困难，如果给两国或者多国的经济现象找到一个比喻就更加难了。

二、经济秩序的搅乱者——奸商

"奸商"一词，出自一个典故。在《封神榜》中的赵公明是家喻户晓的财神爷。他讲信用、扶贫助困、学道修行、和美处事、善于隐讳，集众多美德于一身。后人将赵公明敬为财神。全世界的华人逢农历年正月初五及七月二十二日要祭祀财神爷。相传，赵公明当初是卖米的，当时的卖米是用斗量的。他的店从来都是给足量，让米高高地堆起来形成一个尖。这一直是他经商多年延续的习惯，他临终前，曾交代他的子孙，卖米要给足量，无尖不成商。后来，随着时间的推移，没想到这无尖不成商被人们演变成意义完全不同的无奸不成商了！

现实社会中，无论是什么商人，都是以获取利益最大化作为经商目标的。他要赚钱，就必须竭尽赚钱之能事。在市场经济中，经营者捕捉商机、追逐利润原本无可厚非，但不论什么样的经营行为，都要尊重市场规律，遵循一定的经济伦理，才能做到在自己获利的同时，不对他人和社会构成伤害。

"无商不奸"，这是中国的古语；文雅的说法叫"无利不起早"；更时髦点儿的说法，叫"逐利是市场经济的原动力"。现代科技的发展，更给奸商的作奸犯科手法插上了"翅膀"。骂，当然该骂，怎么骂都不为过。在现实生活中，当你花了大钱，买来的却是冒牌皮鞋、西装、香烟时；当你在商场的食品摊上，吃下的是过期的碘超标、还被三聚氰胺污染过的牛奶，用地沟油炸的洗衣粉油条，还有苏丹红掺入饲料而产的鸡蛋时；当你买的苹果牌手机用不到 2 天就坏了，被修理店告知是山寨版时；当你在高速路上被迫违规停车，检查因加满汽油却开不到 1 小时就熄火的汽车，发现油箱盖根本没给盖紧时；当你在菜市场买了 3 斤猪肉，实际只有 2 斤半时；你肯定会说这些商家都是奸商。其实，他们这种唯利是图，极尽欺诈蒙骗之能事，具有很大的投机性和危险性，是人们所痛恨的。这何止是奸商的行径，这是彻头彻尾的以假冒、以次充好、短斤缺两、欺诈等手段，坑害他人利益和侵害人身健康的骗子行为，这是一种严重的犯罪。

2003 年"非典"期间，个别药品、食品经营者唯利是图，趁机囤积居奇，哄抬物价，有意制造社会恐慌，有的甚至炮制、传播虚假信息，企图抓住这个在他们看来"千载难逢"的机遇狠狠地赚上一笔。某制药公司涉嫌恶意传播"非典型性肺炎的病源为禽流感 B-2 病毒"，称"该公司的某种药品是治疗禽流感的唯一有效药物"的谣言（事实上，广东目前还没有发现禽流感病

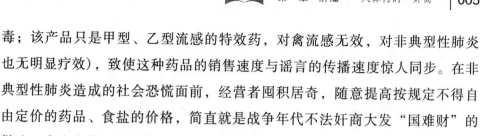

毒；该产品只是甲型、乙型流感的特效药，对禽流感无效，对非典型性肺炎也无明显疗效），致使这种药品的销售速度与谣言的传播速度惊人同步。在非典型性肺炎造成的社会恐慌面前，经营者囤积居奇，随意提高按规定不得自由定价的药品、食盐的价格，简直就是战争年代不法奸商大发"国难财"的做法，完全失却了最起码的商业道德。对那些利欲熏心的经营者来说，无论是像广东的非典型性肺炎这样的重大突发性公共卫生事件，还是像1998年长江、松花江流域洪水泛滥那样的自然灾害，都可以给他们开发出无比广阔的市场空间。当公共职能部门、公益组织和社会各界都在齐心协力应对突如其来的危机，尽最大努力消除危机造成的社会恐慌时，个别经营者不愿意贡献自己的一份力量，但他们浑水摸鱼，趁火打劫，又是制造谣言，煽风点火，又是哄抬物价，其结果必然是进一步加重社会恐慌，导致更大的人心混乱，进而危害公共安全，破坏社会稳定。

骂两句奸商，无非是过过嘴瘾。在"骂奸商"这回事上，顶多捍卫住的，也就是抽象的"底线"和"下限"。当然，骂是一种姿态，让我们记住了那句名言——"经济学回到它的起点，就是没有办法离开道德"。话听起来虽然有些矫情，翻译过来，恰是我们吁求不得的"血管里流淌的道德血液"。

然而，奸商的德行从来不是从天上掉下来的，"骂奸商"，更要"管好奸商"。

就譬如"健康黑皮花生"，原本就是普通花生添加剂勾兑而成。"奸商"使用的违禁添加剂中，包含对人体有害的染色剂和重金属成分。但真正的问题在于以下几个方面：一是"毒品添加剂"哪里来的呢？如果添加剂本身就违法，那么，怎么添加都是谋财害命，这样的添加剂为何能在市场流通？二是使用非法添加剂的"健康黑皮花生"，一杯清水就能证伪其清白，那么，这样的"商品"又是如何定出160元一斤的市场价格，又怎么会在一些高档宾馆、酒店堂而皇之地出售呢？三是就算出厂环节、流通环节"全线失守"，那么，面对这种消费者轻易就能戳穿的猫腻，后续市场监管部门为何总是"后知后觉"，乃至"不知不觉"？

奸商无底线，某种意义上说，恰恰是监管无下限。制度有了、法律有了、行政构架有了，缺的，恐怕是"执法不严"问题。"骂奸商"，更要"管好奸商"，多一份作为、多一份责任，民众才会少一些跳脚的牢骚。

三、肿瘤——变节的"商人"

好好学点经济学，我们会发现肿瘤的生长其实很有意思，如果将人体比作社会，每个细胞就是其中的一分子。经济学的观点是"世界上没有免费的午餐"，在这个微观社会上，做任何事情都是有成本的。细胞要生存和获得营养，是以负担部分功能作为代价的，而肿瘤细胞则不然，它们巧取豪夺、囤积居奇，并不负担社会责任，类似于奸商，完全将社会正常的秩序打乱，从而引发了巨大灾难。

人体的肝脏这座大都市生活着大约 25 亿居民，每 5000 个居民组成一个社区——肝小叶，总体大约 50 万个社区在有效运转。肝小叶的居民包括以肝细胞、巨噬细胞、大颗粒淋巴细胞等，担负着代谢、胆汁生成、解毒、凝血、免疫、热量产生及水与电解质调节等重要功能，可发生 500 多种化合反应，巨噬细胞、大颗粒淋巴细胞等更像城市管理员，担负着监视、抑制、杀伤肝脏肿瘤细胞，吞噬清除衰老、破碎的细胞血小板，清除病毒感染的肝细胞等作用，是城市防御的重要屏障。肝脏居民的工作十分危险，缺血、病毒、酒精、药物及毒物等均可导致肝细胞受损甚至死亡，在这个过程中，个别聪明且又自私的细胞开始打起"歪主意"，在生长的过程中只吸收营养，不参与贡献，将社会责任推给其他居民，肿瘤细胞就产生了。正常情况下，"城市管理员"是不允许这种居民存在的，会通过驱逐、杀伤、关监狱等方式将这些居民清除，但在城市受到自然或人为灾害的时候，管理员既要维持城市秩序，又要参与对抗灾难和灾后重建，无暇顾及这些肿瘤细胞，未能及时清理，那么这些肿瘤细胞会不断增殖并改头换面洗白自己，即使灾后重建完成，城市管理员有时间追查，这些肿瘤细胞也能逃脱监视，不断壮大，逐渐形成肝癌团块。

第二章
肿瘤治疗中的经济学

一、肿瘤患者经济负担现状

据全国 30 个县的调查，癌症发病率大多超过 200/100000，以肺癌、女性乳腺癌、肝癌、肠癌、胃癌和食管癌等癌症为主。到 2020 年，患病总数将达到 660 万人，发病、死亡总数达到 300 万人左右。城市和农村居民前十位的死因顺位中，癌症均居首位。我国癌症病人的医疗费用，每年高达 1000 多亿元。对家庭和社会都是一个沉重的负担，如果加上患者和家庭、友人、社会的误工、营养、探视、关注以及生产、生活、生命损失等费用，数额会大得惊人，精神等隐性损失更难以估量和忍受。而且，我国还具有发展中国家以消化道癌为主的癌谱和发达国家以肺癌、乳腺癌等癌症为主的癌谱共存同袭的严峻局面，增加了癌症防治的难度和家庭社会的经济压力。

肺癌是世界上大多数国家中常见的癌肿瘤之一，也是当前危害人群健康和生命的主要疾病之一。因为肺癌发病率的快速增加，由此带来的医疗费用在世界各国均相当昂贵。随着肺癌治疗费用的不断攀升，给患者本人和社会造成了巨大的经济压力。南昌市对 3 家三甲医院 215 例肺癌患者的问卷调查显示，男性患者多于女性患者，男女比例为 2.44：1。患者主要分布于中老年人，平均年龄为 75 岁，最大的 84 岁，最小的 38 岁，60~69 岁年龄组人数最

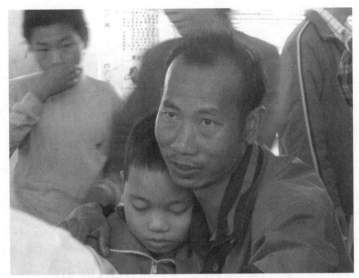

图 1　百姓期盼的目光，希望能解决看病贵问题（一）

多，占总数的 36.19%。肺癌患者年龄主要在 50 岁以上，这与现有的成果基本一致。考察患者性别、年龄特征与其他文献肺癌病例病发特征基本相同。大部分的患者是已婚，小学文化的数量最多，占总数的 36.19%。被调查患者月人均收入为 1525.19 元，低于 2013 年南昌市非私营单位的年平均报酬 46330 元的水准，其中 A 院入院患者平均收入 1503.45 元，收入最少的为 400 元，最多的为 3000 元。被调查患者均参加了不同种类的保险，包括城镇职工医疗保险、新型农村合作医疗、城镇居民医疗保险、公费医疗支出等，参加新型农村合作医疗的人数最多。210 例患者中，住院天数最短者 2 天，较长者 57 天，平均住院天数 12.94 天，中位数为 11 天，25%、50%、75%分位数分别为 7 天、11 天、16 天。由肺癌患者的住院天数分组频数表可见：住院 1~10 天的患者为 98 例，占总例数的 46.67%；住院 11~20 天的患者为 80 例，占总例数的 38.10%；住院 21~30 天的患者为 24 例，占总例数的 11.43%；住院 30 天及以上的患者为 8 例，占总例数的 3.81%，住院高峰期为 1~10 天。210 例肺癌患者中，人均直接医疗费用 92923.57 元，最高费用 290992 元，最少费用为 2100 元，中位数为 35088.17 元；人均直接非医疗费用为 8425.14 元，最高费用为 48594 元，最低花费为 232 元，中位数为 4430.54 元。

从构成比例来看，直接医疗费用占总费用的 90.90%，非直接医疗费用占总费用的 9.10%，可见直接医疗费用是患者经济负担过高的主要原因。非医疗性直接经济负担是指医疗服务利用过程中发生的交通、食宿、请人看护、亲属探望花费等。被调查患者的人均非直接医疗费用为 8425.14 元，其中人均交通费用为 738.76 元，人均食宿费为 1119.82 元，人均陪护人员费用为 6566.56 元；从构成比例看，陪护人员花费的比重最高，达 77.94%，其次为患者及家属食宿费占 13.29%。从样本分析结果来看，该课题研究对象的人均直接医疗费用为 92923.57 元，最高费用达 290992 元，而根据江西省统计局有关数据，2014 年江西省城镇居民人均可支配收入为 24309 元，农村居民人均纯收入为 10117 元，即因肺癌一次住院所造成的经济损失是城镇居民人均可支配收入的 2 倍多，是农村居民人均可支配收入的 5 倍还多。即便以家庭作为承担单位计算，负担仍然较重。从调研、访谈的实际情况看，有很大比例的肺癌患者家庭用于治疗的费用除自家多年的积蓄外，大多是筹借而来，对于低收入患者家庭来说，更是"雪上加霜"，由于长期的治疗，使这些患者家庭的生活水平严重下降。

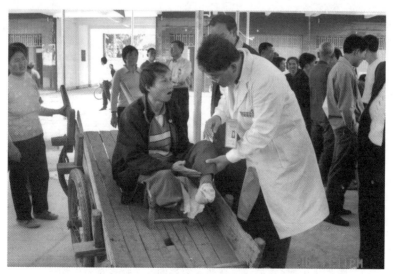

图 2 百姓期盼的目光，希望能解决看病贵问题（二）

对山东省肿瘤医院 1880 例肺癌患者住院费用的分析显示，1880 例肺癌患者住院平均费用为 44200 元，最高费用达 448290 元，手术后接受化疗、放疗的患者，人均费用均超过 5 万元。人均非医疗性直接经济负担为 8603.0 元，其中交通费 830.50 元，营养费 2445.00 元，陪护人员费用 5327.50 元。肺癌患者直接经济负担补偿前、补偿后分别为 59449 元、34023 元，分别是山东省统计局公布的 2014 年城镇居民人均可支配收入 29222 元的 2.03 倍、1.16 倍，肺癌患者疾病经济负担沉重。

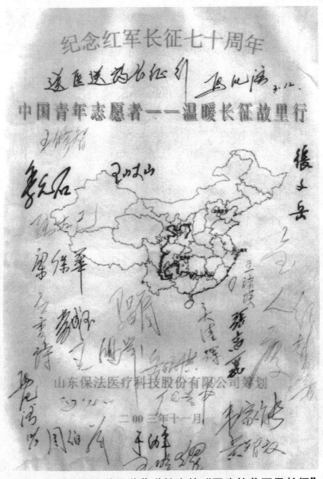

图 3　为老区百姓送医送药送健康的"医疗扶贫万里长征"
得到 20 多位省部级领导支持

河北省邯郸市卫计委对邯郸市农村 1254 例死亡、临终（即将死亡已基本停止治疗）癌症病人统计显示，每例癌症病人治疗及相关费用支出的平均"当量值"为 3.8094 万元，最高 26.35 万元，最低 622 元。治疗费用中最高的药费平均 9373.65 元，其次化疗费 3661.97 元；相关费用最高的误工费 4468.86 元。邯郸市各种癌症按发病多少排在前六位的为：食管癌（占调查总数的 1/3）治疗及相关费用 2.55 万元，治疗费中最多的药费 6443.49 元，其次化疗费 3372.39 元，相关费中最高的误工费 3392.45 元；胃癌 2.97 万元；肺癌 3.10 万元；肝癌 3.01 万元；肠癌 2.82 万元；乳腺癌 3.90 万元。治疗及相关费用当量值排在前六位的：前列腺癌 7.56 万元，治疗费中最多的为药费 47000 元、化疗费 5433 元；白血病 7.30 万元；骨癌 6.92 万元；宫颈癌 5.24 万元；肾癌 5.12 万元；淋巴癌 4.00 万元。而妇女常患的宫颈癌治疗及相关费用 1.48 万元，排在第 19 位，发病数量排在第 9 位。每例农村癌症死亡病例寿命减少的经济损失量，以邯郸市人均期望寿命 74 岁减癌症死亡平均年龄 55 岁差 19 年、年创收 8810 元（本次调查农户平均 4 口人 2 个劳力，实为约两个农民人均纯收入）计算，寿命减少的经济损失量为 167390 元。一例癌症死亡病例经济损失总量为 225820 元。以调查的农民人均纯收入 4405 元，结余 1412 元、户均 4 口人两个劳动力核算，治疗费用相当于家庭年收入的 3.3 倍、全家年结余的 10 倍。除去当年新农合的少量补助，负担也是沉重的。该市癌症治疗费用支出 11.58 亿元，占该市国内生产总值（1604 亿元）的 0.75% 和全市财政支出（130 亿元）的 9.21%。该市癌症经济损失总量 44.78 亿元，占全市年生产总值的 2.81%，占年财政支出的 34.53%。

黑龙江某三甲医院的肺癌手术患者调查显示，肺癌手术患者的平均住院费用为 52177 元，而样本地区的当年常住居民人均可支配收入为 16531 元。两者相比，肺癌手术患者个人当次医疗支出是其可支配收入的 3.16 倍，即使肺癌手术患者享有医疗保险保障，也同样难以承受如此高额的费用。由此可见，肺癌手术治疗费用极易导致家庭灾难性医疗支出的发生，给家庭和社会带来极大的经济负担。

北京市某三甲医院 2013 年 8 种癌症的分析显示，8 种癌症患者手术费用，共计 1182 例，例均费用 18290.77 元，最高的为直肠癌（32165.97 元），最低的为甲状腺癌（7595.81 元）。其中，材料费例均 13020.27 元，占全部手术费用的 71.18%；手术费例均 2167.87 元，占 11.85%；药品费例均 2195.52 元，占 12.00%；麻醉费例均 435.29 元，占 2.38%；治疗费例均 312.20 元，占 1.71%；检查费例均 128.98 元，占 0.71%；化验费例均 30.63 元，占 0.17%。从上述结果可以看出，影响癌症患者手术费用的第一主成分是材料费，贡献率为 74.2%，占整个手术费用的 71.18%，是绝对的关键因素。通过对资料中的材料费进行分析，发现主要是缝合器（吻合器）、结扎夹、可体内降解止血材料三项。作为传统的癌症根治手术，例如肺癌根治术，至今已有100多年历史，从手工缝合、纱布体内止血，到目前广泛应用的缝合器、结扎夹、胶原蛋白海绵、止血喷雾等，显示了现代医学的发展，对手术的成功率和患者术后的生存质量都有明显的提高。但随着越来越多过度医疗事件被揭露，手术材料的过度使用也应更加重视，且由于手术材料使用的特殊性，尤其是可降解的术中止血材料，患者很难了解使用的真实情况，在审查上具有较高的难度。例如，胶原蛋白海绵和术中止血喷雾，用于手术中脏器切割后的止血、防粘连，术后在腔体内自动降解，无须取出，对比传统止血手段具有明显优势。但因术中酌情使用、体内降解，患者及第三方机构很难进行复核，唯一监管方为医院自身对耗材物资的流通管理。因此，需要医疗机构建立完善的物资监管体系，从招标、采购、入库、出库、使用、计价各环节层层监控，杜绝手术材料虚假计收的现象。从资料中可看出，大部分高值手术材料为国外进口产品，价格昂贵。但国内的医护人员为降低材料缺陷带来的技术风险，往往倾向于使用进口材料，导致医疗费用居高不下。手术费作为直接体现医务人员劳务价值的收费项目，仅占整个手术费用的 11.85%，其贡献率为 15.44%。医务人员的医疗技术作为支撑整台手术的支柱，也是手术得以顺利开展的重要前提，却在整个医疗收费体系中得不到公平的体现，这也是诱使医务人员通过不理性方式寻求补偿的重要原因之一。医务人员劳务价值长期被忽视，部分医务人员只能试图通过药品回扣、耗材回扣等非法手段牟取利益，这是诱发"看病贵"问题的重要推手，在社会上引起了极大的不满。

　　济南市 7 家三甲医院 476 例胃癌根治术患者调查显示，2012 年次均住院费用最低医院为 44618.42 元，最高医院为 79716.95 元，2014 年次均住院费用最低为 41369.36 元，最高为 89023.28 元，从各家医院的费用构成可见，药品费占比最高（平均为 46.29%），其次是医用耗材费（平均为 22.46%）。单病种定额支付标准是济南市社保局制定的，医保胃癌根治术定额标准从 3.2 万元调整为 3.7 万元，但仍低于实际的住院费用。医保部门在制定单病种定额支付标准时未考虑不同手术方式的情形，采用"一刀切"，缺乏科学性与合理性。因此医保部门在加强单病种费用控制的同时，应加强单病种费用的科学测定，建立符合各个病种的医疗费用标准体系。

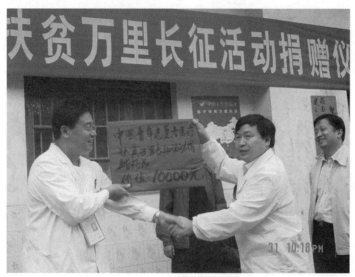

图 4　向基层医院捐赠药品，为解决看病难看病贵贡献一份力量

　　山东大学附属省立医院 2014 年 1~12 月肺癌化疗患者随机取样显示，平均住院费用（20033±9656）元/例次，其中药物（包括化疗药物及非化疗药物，非化疗药物按药理系统分为止吐药、抑酸药、保肝药、抗感染药、镇咳祛痰药、造血生长因子、营养类药、免疫增强药、镇痛药、抗凝药及中成药，共计 11 类）费用（12761±5840）元/例次，占 63.7%；治疗费（3265±4180）元/例次，占 16.3%；化验费（1703±802）元/例次，占 8.5%；检查费（1543±1533）元/例次，占 7.7%；床位费（441±284）元/例次，占 2.2%；放射费

（321±825）元/例次，占 1.6%。药物费用中化疗药物占比 41.0%，非化疗药物占比 59.0%。化疗方案多为含铂类两药联合方案，共 96 例。其中使用最多的是多西他赛+奈达铂方案 20 例，药物总费用为（13744±6840）元/例次，其中化疗药物费用（4862±397）元/例次，占 35.4%；非化疗药物费用（8881±5886）元/例次，占 64.6%。

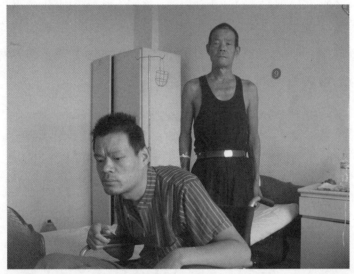

图 5　坐轮椅儿子为患绝症的父亲治病，医疗费用成为最大负担

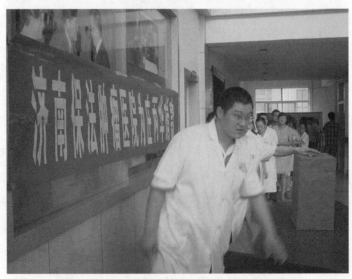

图 6　济南保法肿瘤医院员工为肿瘤患者捐款

2011~2013 年，成都市乳腺癌人均费用分析显示，患者支付方式以自费为主，占总病例数的 64.1%；手术患者占 82.9%；化疗患者占 97.8%；出现并发症的患者占 11.6%；复发转移患者占 10.3%。患者平均住院费用为 32803.37 元，其中药费为 28711.61 元，占平均总费用的 87.53%，是乳腺癌住院治疗中最大的费用构成。住院次数 1 次患者平均费用（7187.39±4416.71）元/例次，2 次患者为（13550.20±6617.84）元/例次，3~5 次患者为（29786.65±17214.23）元/例次，6~10 次患者为（48470.12±25488.95）元/例次，≥11 次患者为（92.086.31±50903.02）元/例次；Ⅰ期患者为（23911.11±21907.63）元/例次，Ⅱ期患者为（27451.64±24040.95）元/例次，Ⅲ期患者为（39123.74±31465.53）元/例次，Ⅳ期患者为（59252.48±55365.40）元/例次。

癌症之所以费用高，一是因为癌症是一个多次就诊的过程，要通过手术、化疗等综合治疗措施对病情进行控制；二是近年来癌症诊治新设备的引进和新药物的应用导致住院费用上涨。

二、探析影响肿瘤患者经济负担的因素

1970 年，美国总统尼克松在就职演说中雄心勃勃地宣布了两项计划：载人登月和攻克癌症，希望在短短的几年里解决这两个问题。但 40 多年过去了，老总统载人登月的计划早已实现，攻克癌症却仍然在艰苦的努力之中。由此可见，攻克癌症，其难度之高，比登天还难。癌症，到目前为止，仍然是威胁人类生命健康的主要病因之一。人的生命是美丽的，随着生活水平的不断提高，人们对健康的渴望更加强烈，正是由于这种渴望，促使人们对癌症的研究不断深入，新技术、新药物、新设备日新月异。

肿瘤各个学科都有学者获得诺贝尔奖，2011 年的诺贝尔生理学或医学奖由三人共同分享，其中，曼哈顿的洛克菲勒大学生物学家拉尔夫·斯坦曼荣获生理学或医学奖。他发现的免疫系统树突状细胞，提供了治疗癌症、感染性

疾病和免疫系统疾病的新办法，距离攻克癌症又更进了一步，但癌症仍然没有被攻克。而在医药界抗癌药物的发现、研究、创造中，利益集团中的大亨、小亨们，瓜分着这块领地，每年有一些新药品上市，与老药品相比疗效有所提高，但仍未能解决其根本问题。

癌症就像是一个"黑洞"，这个"黑洞"很黑，有些暗无天日、阴森恐怖，这个"黑洞"很怪，有些畸形异状、神秘莫测，这个"黑洞"像一个黑匣子，严格地说，比黑匣子更黑，更令人厌恶，人们好像永远无法真正打开。人类花了一个世纪的人力和财力，到今天算是打开了一半，癌症的全部信息，我们好像了解得很多，其实还远远达不到完全掌握并操控的程度。

这是上帝给人类出的一道难题，这个难题似乎与数学史上著名的"哥德巴赫猜想"有些相像，经过了一百多年几代人的努力，人类距离哥德巴赫猜想的最后结果"1+1"仅有一步之遥了，但为了实现这最后的一步，也许还要历经一个漫长的探索过程。同样地，癌症"黑洞"的研究也经历了一百多年，经过了许多科学家的不断探索，取得了一定的成功，但要想攻克这个难题，还需要人类长期不懈的努力，科学家们需要去破解打开癌症黑匣子的密码。面对癌症"黑洞"，不同的人有不同的解法——有的人避而远之，有的人望洋兴叹，有的人抱怨，有的人苦思冥想，不知累死了多少脑细胞，但"黑洞"仍然在人类的肌身中发生、发展、转移、消耗、寄生，在人类的身上散播着"黑洞"的能量，弱肉强食，最终耗死背负着"黑洞"的人，"黑洞"也随之死亡消失，与人体同归于尽。

想钻入"黑洞"研究和探索，还没来得及走进去，就见"黑洞"门口熙熙攘攘很是热闹，来自四面八方形形色色的人们，正行动在"黑洞"周围，几乎全世界的人都在关注着他们的行为。

钻进癌症"黑洞"的人群里，有生物学、分子生物学、免疫学、病因学、基因蛋白质、信号传导、核糖核酸（RNA）、脱氧核糖核酸（DNA）等方面的研究者们，他们前赴后继不断地探索，已经进行了一个世纪，几乎所有的基因都清楚了，但相关的连联、制控还在研究中，距离真正意义上的攻克癌症还差得很远。

钻进癌症"黑洞"内部的研究者们，是攻克癌症"黑洞"的主要力量，是规模最大的研究队伍，超过百万大军，也是花费最高的，几乎涉及全部基础学科和一些交叉的学科，他们竞相为之展示着自己的才华。肿瘤学和生物学界的队伍每年耗掉的费用差不多比航天事业还要多。我国是一个"文章大国"，这样的文章大多存在文库里和网络上，为人们提供参考学习。科学家们发表了一些文章，有的还发表在世界顶级的杂志《自然》《科学》上，在研究癌症方面做出了一定的贡献，为国争光了。

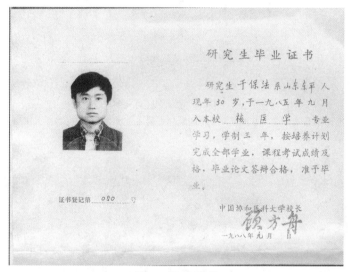

图7 毕业证书

注：为研究癌症我辞去山东省肿瘤防治研究所（现山东省肿瘤医院）工作，赴协和医科大学攻读硕士。

世界各国都拿出亿万美元设立各种项目，让科学家去申请课题，去努力研究，因为癌症是人类的公敌，若哪个国家不投资赞助，都要受到谴责。国家出钱了，科学家为此努力了，文章发表了，但癌症没有被攻克。超级大国没有攻克，中国同样也没有攻克。研究癌症成为一个职业，能挣钱养家糊口的职业。但也有这样的学者，始终把攻克癌症，打开这个人间"黑洞"作为人生的奋斗目标。

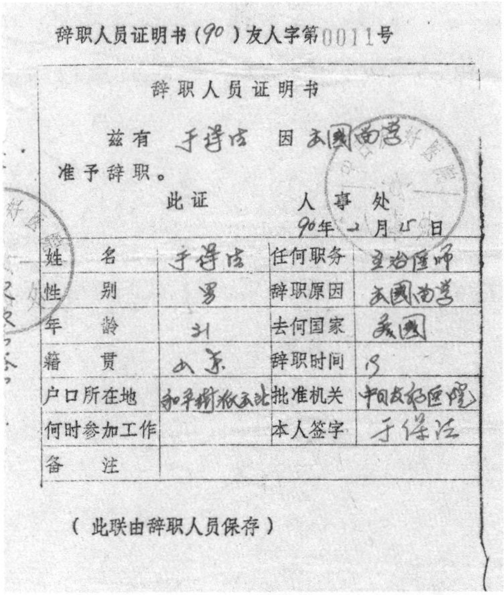
辞职人员证明书（90）友人字第0011号

辞职人员证明书

兹有 于保法 因 去国留学
准予辞职。

此证　　人事处
90年2月15日

姓名	于保法	任何职务	主治医师
性别	男	辞职原因	去国留学
年龄	31	去何国家	美国
籍贯	山东	辞职时间	15
户口所在地	和平街派出所	批准机关	中日友好医院
何时参加工作		本人签字	于保法
备注			

（此联由辞职人员保存）

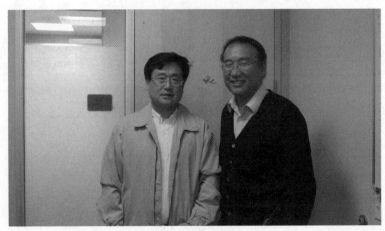

图 8　辞职证明

注：为攻克癌症我辞去中日友好医院工作，应邀赴美国加州大学圣地亚哥医学院进行博士后研究。

图 9　我的导师

注：我在美国加州大学圣地亚哥医学院博士后研究第一个导师，加州大学医学院教授肿瘤中心医生。

在“黑洞”门口及其周边，人也很多，有一大批临床医生、放射治疗大夫、化学治疗大夫、外科大夫、中医药的大夫。的确，从某一个角度试探着治疗癌症，或多或少为背着癌症“黑洞”的人解除了一点痛苦。在这种“黑洞”还很小的时候，他们能发挥一定的作用，如手术切除它，这是抗癌方法之一，但术后或许还残存了一些癌组织或癌细胞，它们潜伏在身体的其他部位，伺机而动，这就是手术后复发和转移的根源。抗癌方法之二是放疗，放疗像手术一样是局部的治疗，虽然说的是局部，但不可能做得那么精细，不可能只局限在癌症"黑洞"上，正常的人体组织也受到了伤害。抗癌方法之三是化疗，而化疗就是用药物杀死癌细胞，但同时也杀死了正常细胞，杀死

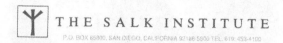

THE SALK INSTITUTE
P.O. BOX 85800, SAN DIEGO, CALIFORNIA 92186-5800 TEL. 619: 453-4100
FAX. 619: 450-0909

Terry A. Knox
Director of Human Resources

December 23, 1991

Dr. Bao-Fa Yu
Laboratory of Pharmacology
Department of Medicine, UCSD
Cancer Center Mail Code 0812
La Jolla, CA 92093

Dear Dr. Yu:

It is a pleasure to write you this letter about a position at The Salk Institute.

Upon the recommendation of Dr. Sara Sukumar, we are pleased to offer you a position as a Research Associate in the Plant Molecular Biology of Breast Cancer Laboratory to begin on or about January 6, 1992 at a salary of two thousand, one hundred, thirty-three dollars and 33/100 ($2,133.33) per month.

In accordance with the Institute's normal benefit program as amended from time to time, you and your qualified dependents are eligible for comprehensive medical and dental insurance. There is a small monthly contribution for medical insurance if your annual compensation is $20,000 or more.

This offer of employment is contingent on your compliance with the following:

*   signing our standard patent agreement
*   providing us, upon your arrival, with a certified copy of your MD certificate, or proof that your degree requirements have been met
*   providing us, upon your arrival, with legally required documentation to prove your identity and authorization to work in the U.S. (see attached)

If you wish to accept this position, please sign and return the enclosed copy of this letter.

We hope that you will accept this position and look forward to your participation in our research program.

Sincerely,

Terry A. Knox

图 10 索尔克研究所邀请函

注：完成加州大学圣地亚哥医学院的博士生后研究后，我赴美国索尔克研究所做博士生后研究。

了人的正常器官。最后，在"黑洞"门口及其周边的那些抗癌的人们也无能为力了，因为无计可施，那么，癌症病人的生命在缩短，而癌症则随着人体死亡才被灭亡。假如大夫的治疗方案是正确的，对于病人来讲他就是帮手；反之，严厉地说就是"杀手"。

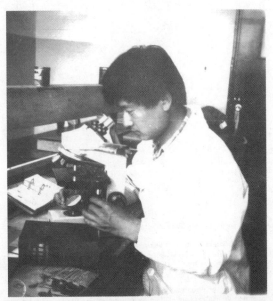

图 11　我在索尔克博士后研究期间刻苦钻研，奠定了"缓释库疗法"的基础

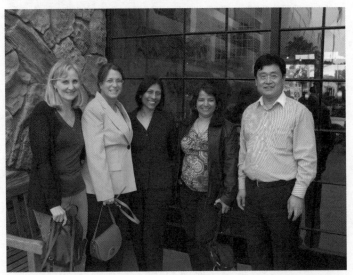

图 12　当年索尔克的工作人员，中间就是我在索尔克时的导师 Sara

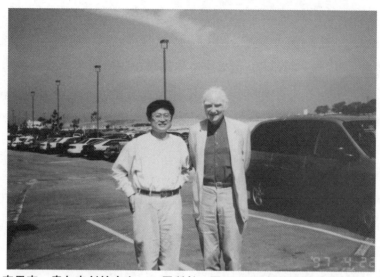

图 13　克里克，索尔克创始人之一、原所长，因 DNA 双螺旋结构获得诺贝尔医学奖，在索尔克期间给予我很大帮助和指导

围绕着癌症"黑洞"的还有一大批药商，他们为肿瘤大夫们提供各种各样的药品。药商们从各个角度攻关，专门派出药物代表（以下简称药代），药代们承揽了药厂或药商的所有事宜，全身心地"服务"于研究者或肿瘤大夫，所谓的"服务"，就是请吃、游玩、回扣等。医生推荐的化疗方案对于病人来说要最适宜、性价比最高、疗效最好，这才是最重要的，至于药物的产地，不是选择化疗方案的主题。明智一点的病人或家属会这样问医生："为什么不用国产的？""为什么不用廉价的药物？"也有医生这样给病人介绍说："进口药质量要好一点，疗效好一点。"请问，进口药到底好在哪里，好多少？我觉得最起码性价比是低的，至于疗效相差无几，也许会比国产药高那么一点点，可是对于一个癌症病人来说是微乎其微的，要针对每个病人的不同情况选用药品，这个非常重要。

有一些抗癌药物是模仿了海外药品，可即使是模仿，这些药也并不便宜。中国成为世界的药厂，新药的销售地，临床试验的基地，外国公司从中国癌症病人手中挣走的钱有几千亿元，同样国内的药商也赚走了病人赖以生存的钱，如果真能给病人解决问题也行，遗憾的是并非如此。

中国成为外国大药厂和大型医疗设备的必争之地，医疗设备从计算机断层扫描（CT）、核磁共振、加速器到实验室小设备，纷纷漂洋过海被运到了中国，一方面说明中国的市场好，另一方面说明有钱赚，这些仪器设备的价格比海外高出 1~2 倍。中国不是世界贸易组织成员国吗？为什么价格如此之高？除了海关关税外，还有中间的回扣，还有大批的有关人员出国考察，外国公司为此要付出费用，"羊毛出在羊身上"，因此价格高出几倍不足为奇。高品质、高标价的医疗设备，导致了收费的提高，最终受害的是病人们，要花大笔的钱用来做身体检查。

治疗费用的增加本应该与疗效的提高成正比，但化疗的费用比 20 年前高出了 150 多倍，疗效却没有得到提高，放疗费用也高出了 30 多倍，同样疗效也没有提高。根本的原因是没有从病人的利益出发，仅仅考虑了医院的利益。如果医院公开收支情况，这种局面是否会得到好转？

15 年前出台的禁止进口二手医疗设备，是积极支持了外国的医疗设备公司进口中国，逼得大医院必须进口外国的设备，当然大医院是愿意用全新进口的设备，收费高几倍，但不会提高疗效。在国外，二手设备可以交易，在国内也可以，因为有些设备状况还很好，有应用的价值。允许好的二手设备国内外交易，本身是对大型医疗设备公司的一种抑制、一种竞争、一种市场的调节，就能逼他们降低价格，设备降价了，病人的收费就可以降低。

目前，我国还在执行禁止大型二手医疗设备进口的规定，实质上是"中了"海外医疗设备公司的圈套，国内一些小医院和贫穷地区医院，很难买得起新的计算机断层扫描（CT）或加速器。即使买了，费用高，收费就高，贫穷地区的病人们也花不起这个费用。进口二手医疗设备和使用国产设备，对于相当一部分医院和病人都是一个不错的选择，经济条件不允许，我们为什么要"打肿脸充胖子"？

美国政府也承认，尼克松总统 40 多年的抗癌战争是一场错误的抗癌战争。癌症"黑洞"的内外形成了一个三国混战的局面，谁胜谁败，尚无定论，有些人是被逼进来的，有些人则是直冲而来的。这个"黑洞"里有着金钱的诱惑，政府的钱和病人的钱，引得无数"英雄"竞折腰。

社会上不知情的人，包括部分病人常常听到：癌症治疗进入了一个新的时代，精确治疗时代，基因治疗时代，微创治疗时代，靶向治疗时代。其实几十年了，在癌症的治疗上都没出现惊人的治疗效果，病人已经听习惯了，也没抱多大的希望，已经没有怨言了。研究人员的借口也很简单，美国都没攻克癌症，这不是因为我们无能，而是"敌人"太狡猾。治疗是否有疗效，疗效是否可佳，不用听医生说，不用听媒体宣传，病人自己就可以判断，疗效已经成为病人要寻求的目标。

癌症"黑洞"深不可测，是自然的力量，还是人为的因素？我认为二者都存在，除去自然的力量，人为的因素值得人们深思。

在癌症研究上众多项目的开展和资金的投入，随之而来的是众多论文的出现。学术界包罗万象，真正的学术者兢兢业业，为科学而战，他们是国家的希望、世界的希望、人类的希望；尊重科学的学者，恪守道德底线，踏踏实实地做着科学的研究工作；有一部分不敬业的学者，为名利去抄袭、篡改论文，科研造假，为人所不齿。论文抄袭不仅有损抄袭者的道德信誉，也会给抄袭者所在机构或学校带来不利影响。尤其是在各国学术交流频繁的今天，它甚至会让人们联系到一个国家的形象。

最新的数据显示，中国内地科技人员在期刊发表的论文数量已经超过美国，位居世界第一，但这些论文的平均引用率却排在世界100名开外，可见论文质量之差。

学术会议分不同级别，包括国际会议、全国性会议和区域会议等多种规模。各种级别的学术会议都要有赞助才能顺利召开，则难免可能存在变相圈钱的现象。和学术会议议题有关的产品，谁的市场比重大，谁的赞助就多，而企业赞助目的是获得更大的利益，这个目的是通过学术界实施的。

学术会成为"招商会"，大会按照赞助公司赞助金额的不同，给予不同的广告支持力度，通常这些学术会直接与药品销量相关，成为药厂和药商们的展台，这已经是公开的秘密。

大量事实表明，一向被视为神圣殿堂的科学技术界，已不再纯洁高尚。学术研究变成了名利场，掺进了假冒伪劣的成分，既有铜臭气，又有浮躁风。癌症的科学研究也不例外，少数癌症专家也受到了环境影响，由于内心深处对金钱、地位和名誉的畸形贪恋而滋生腐败。

屡屡曝出的学术不端事件在损害科学界公平、公正的同时，也破坏了公众对科学的信心。坚决切除科学界的种种"癌瘤"，已经到了势在必行的时刻了，对学术不端行为要有"零容忍"的态度，更要有出"重拳"的具体行动。如果严格审核科研经费申请手续，重罚弄虚作假者，没有成绩、浪费金钱者将受到法律制裁，学术不端者要为此付出惨重代价，那么国家的钱就会不再付诸东流。

癌症研究的发展宗旨主要是找到治疗、治愈的方法。作为一名肿瘤医生，我觉得是否发表顶级论文，并不能代表肿瘤医生的真正水平。当然肿瘤医生发表了顶级论文，又是一个顶级医生，那可真是顶尖的肿瘤医生。如没有顶级论文，但实践中是个顶级的肿瘤医生，对于患者而言，也是最好的医生。估计明白利害关系的百姓们也知道，不管发表什么文章，治好病才是最重要的。

癌症已经夺去了成千上万人的生命，而且每天仍在发生，它是世界的难题，人类的公敌。无论是谁，只要他想为攻克癌症方面做贡献，那么无论贡献大小、成功与否都应当受到尊重。我作为人类的一分子，作为肿瘤大夫，作为肿瘤研究的学者，愿意投入到这场无硝烟的战争。我不需要政府的科研经费，不需要政府立项，我就是为了病人们，为了找到治疗癌症的更好的方法而努力。

医疗领域的医药不分、以药养医模式，被认为是中国医药行业药品流通领域黑幕的制度根源。在这样一个市场上，无论是外资药企还是中国本土药企，为让药品进入流通环节，抢占市场份额，使出各种贿赂手段，并已经形成潜规则。多年来，这种现象在不断地蔓延，就像传染病在传播。

肿瘤领域更是一块大肥肉，中国市场极大，世界的抗瘤药品无一不紧盯着这个市场，中国药商也绝不甘心被吃掉，充分发挥了巨大潜能。30年前，仅省部级肿瘤医院才能做的放疗和化疗，现在各市、县、区几乎所有的综合医院都能做，发展之快，普及之广，同时促使了抗癌药的普遍应用。无论是外国的药商和药物代表，还是本土的药商和药物代表，都争相使出浑身的解数，加剧了药害和药毒的蔓延，成为社会的"癌瘤"。

早在 2000 年我就意识到，这将是一场"医疗灾难"，中国的药商早晚会把中国的医疗系统推到危险的边缘，今天大家都看到了吧，所有的药商都富起来了，特别是肿瘤药物的药商们。医生大量应用抗癌药物，可以说是达到了"双赢"，既增加了医院药品的毛收入，又中饱了私囊。

自从改革开放以来，卫生系统改革是滞后的，也可能是因为处在探索阶段。从 20 世纪 90 年代起，我国开始走医疗市场化的道路，再后来医疗产业化了，国家不再划拨经费，医院自负盈亏，开始了中国化的医疗新征途。公立医院已经完全商业化了，每个护士、大夫的工作量都与收入挂钩，影像、化验、检查、开药处方也与收入息息相关，医院管理就是提高职工的积极性，用提成和奖金刺激着医务人员，另外还有药品和医疗耗材回扣。

整个医疗市场就像是一个大卖场，药商在催着卖药，医院在鼓励着售药，病人和家属在医生们的诱导下，渴望着某种药品能给病人延长生命的希望。医院抓住了病人和家属的心理，推销着各种药品。能否尽量少用药，能否尽量用国产药，能否用性价比高的药，能否为病人省点钱，在今天几乎可以成为衡量医生的道德标准。

现在的药品都有着非常好听的科学理论，如连医生都搞不懂的分子靶向机理，酪胺酸碱酶抑制剂，基因的靶点，抑癌基因突变、缺失，基因检测等等，放射治疗有三维、调强、加速和精确放疗等专业术语，更是病人一生都搞不懂的新名词。从学术上讲可能是好事，从病人的角度就很难说了。对于病人而言，关键是在不增加病人经济负担的前提下提高疗效，增加医疗的开放透明度，给病人多种选择。可惜的是，病人为了活命，容易跟着医生的建议走，由于是大医院，病人只能选择相信。

呜呼！在肿瘤界，该用的用，不该用的也用，过度的还在用，使病人产生不可挽回的副作用，身心受到了摧残，且人财两空，这成了一种社会现象，成了肿瘤界的"毒瘤"，成了合法的"杀人"现象。

多年来，国家卫生部已经强调了医药分开，药品零差价，能做到吗？医院已经把药品收入当作医院的重要收入了，医生已经把药品当作中饱私囊的工具了。即使行使了零差价，可无法强行零回扣。我认为，如果国家下大决心消除药品的中间流通环节，是完全可以根除这个"毒瘤"的。

我回国办医院，始终坚持为病人服务，肿瘤医院不能太商业化、市场化，治病救人是第一位。我是一个民营医院的院长，在保法肿瘤医院说了算，坚持走一心一意为病人服务的道路，绝不药品提成化，绝不让药品、处方与收入挂钩，所以我们医院上述问题少，病人的满意度高。

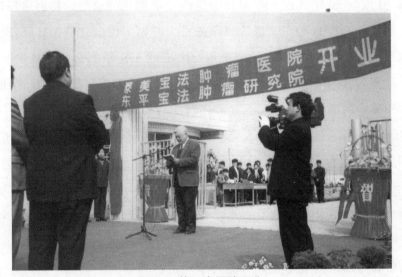

图 14 第一家医院开业

1998 年，我的第一家医院创办在东平一片庄稼地里，就是为了要让基层百姓得到有效的肿瘤治疗。

医院合理挣钱本也无可厚非，但医生们应千方百计地为病人提高疗效，提高病人生存质量，延长病人生命，用该用之药。癌症虽没有真正攻克，但医生努力了，尽到了医生应该尽的职责，我相信人们会理解这些肿瘤医生的。

目前，我们国家为了解决人民群众"看病难、看病贵"的问题，出台了一系列政策。其中，就包括平抑药价，例如药品集中采购和基本药品目录等措施。众所周知，招标、投标是市场主体通过有序竞争，择优配置的一种交易方式。奇怪的是，药品经过了招标，价格不但未降，反而越招越贵，老百姓们看病吃药反而花不起钱，这一问题就像一个癌症"黑洞"，有些深不可测。

实行药品集中采购以来，各级政府部门成立了招标机构如招标办公室等，这种机构负责辖区内公立医院药品和医疗器械的招标工作。所有公立医院要按照政府招标机构的定标进药或购买医疗器械，而私立医院则不同，有自主权，可以自行招标，自己定标，自己进药和购买医疗器械。于是，就出现了两种不同现象：一是医院的药比药店贵，如人们常用的降压药贝那普利片，同样规格同样包装，同一个厂家生产，在医院 50 多元，在药店 30 多元。兰索拉唑片，包装一模一样的这种药，同样都是 14 片装，在医院的药房卖近 50 元，而在普通药房只卖 20 多元，出现近 30 元的差价，确实让人非常吃惊，中间的差价到哪里去了，这值得人们警觉。二是公立医院的药物比民营医院贵，奥美拉唑钠注射液 40 毫克/支，在公立医院售价是 100 多元，而在我们医院为 30 多元。

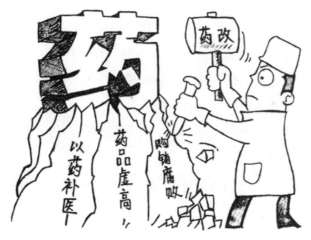

图 15　导致药价虚高的顽疾

　　近几年来，医院、医药代表和医生形成了一个药品"高进、高出、高回扣"的强大利益链条，即使基本药物实行"零差率"也无法真正打破这个联盟。私立医院完全是本着保证最低价格中标为出发点，所以药品的价格不会出现奇怪的现象。

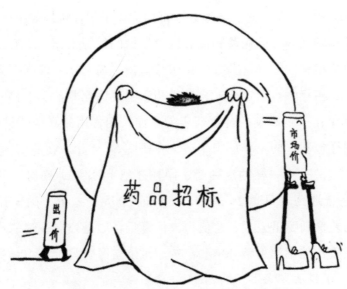

图 16　招标是导致药价虚高的主要环节

根治"药价虚高"这个我国医改进程中的顽疾，就必须改革"以药养医"的制度，进一步加大政府投入力度，减少利益中间环节，进一步规范药品生产企业，提高市场准入门槛。同时，政府相关部门应当对药品进行合理定价，使药品价格符合药品生产成本以及市场经济规律，保障人民群众的基本用药。

三、从经济学的角度看肿瘤制药业

大部分人谈癌色变，这是事实，它的来势确实有"猛于虎"的感觉。

1969 年 12 月 9 日，《纽约时报》刊登一幅正版的广告，是给尼克松总统的一封信，信的内容大致是请求总统做出防治癌症的财政预算开支，值得一提的是，和这些文字搭配在一起的，是一张极具震撼力的图片，一堆癌症细胞任意地聚集成团，从报纸的底部贯穿全版。这些细胞有些从团块上剥落，形成转移性的小颗粒，在文字间四处喷撒。癌症（cancer）中的字母 e 和 r 被这些细胞吞没了，就像乳腺癌把骨骼穿透一般。

这张图片触目惊心，令人难忘。细胞力透纸背，几乎狂躁地到处翻滚。它们以催眠般的力量分裂着，它们在人们的想象中移动着。这就是癌症的本来面目——狰狞、惨然而夸张。

　　回溯往事，在那种放大中，还有一种深层的共鸣——仿佛癌症已经击中了民众灵魂中震颤的焦虑。它给了人们恐惧、焦躁，甚至是绝望，几乎每一个癌症病人最初都无法面对，整日将自己笼罩在阴影中，在他们看来，癌症就等于死亡。

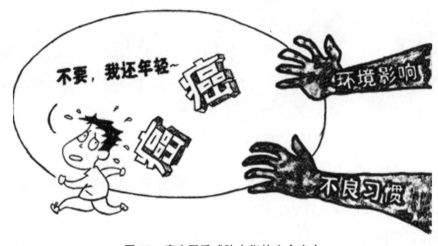

图 17　癌症严重威胁人们的生命安全

　　在我看来，癌症不像人们所想象的那样。经过了几十年科学家的努力，癌症的研究有了很大的进展。

　　经过大量的研究，科学家们逐渐明白了，由于基因突变而让正常细胞变成癌细胞，基因突变原因很多，化学药物、肉类、动物荷尔蒙、空气污染等。人每天诞生的癌细胞几乎都被人体自身自然杀手细胞（这种细胞被称为 NK 细胞）杀灭了，所以不是人人都会患上癌症。当免疫系统下降，也就是自然杀手细胞弱了，癌细胞就占上风，久而久之，5~10 年以上就会得癌症。如果我们能让癌症病人身体里的自然杀手细胞（NK 细胞）变强，对付癌症就是简单的事。

　　其实人体还有很多可抗癌的物质，已知有各种干扰素，各种淋巴细胞，特别是 DC4 和 CD8 阳性的 T 淋巴细胞，血管抑制剂，或可能存在的抗癌抗体，人体的自我平衡系统在抑制癌的发生和发展中起着重大作用。

　　保护好自己的免疫系统、免疫细胞，只有本人的免疫系统才能杀灭癌细胞。而药物和放、化疗是那么快速地让人的免疫系统下降，所以，在治疗癌症的同时，不杀伤这些免疫细胞是我们关注的要点，所谓治癌驱邪不伤正就是这个道理。

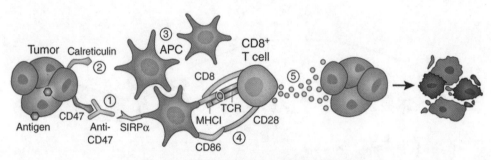

图 18　人体免疫功能抗肿瘤作用示意图

　　只要调整了病人的平衡力和自愈能力，病人身体内在的自然抗癌的力量被恢复了，被唤醒了，再加上医生的有效治疗，完全可以延长生命，保持良好的生活质量。

　　经过 20 多年的研讨，WTO（世界卫生组织）在 2006 年正式公布癌症是一类慢性疾病，从此，癌症得到了定性。应该这样认为，既然是慢性病，就是说它应该像高血压病、糖尿病等一样，可治可防，可以陪伴人们一生，人们完全可以和癌共存。既然是慢性病，就说明有充分的治疗和康复的时间，不求速效，但求长期稳定。

　　尽管如此，每每和人们说癌症是慢性病的时候，大多数人还是流露出非常怀疑的目光。

　　如果我们试着从经济学的角度理解制药业。

　　别看癌症似乎是一种发病率很高的疾病，但具体到每一种癌症，患病人数都不多。美国约翰·霍普金斯大学的癌症专家伯特·沃格斯坦博士认为，通常情况下，一块癌组织内包含 50~100 种基因突变，而两个看上去得了同一种

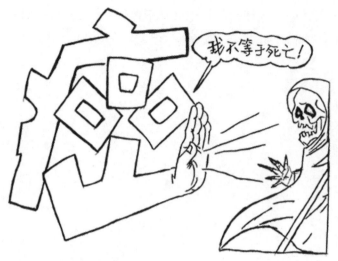

图 19　WHO（世界卫生组织）在 2006 年正式公布癌症是一类慢性疾病

癌症的病人很可能只有 5% 的基因突变是相同的。于是，大部分抗癌药物只对很少一部分病人有效，而且越是具有针对性的特效药，适用范围越窄，这一特征注定了抗癌药的市场天生就很小。再加上癌症的死亡率高，很多病人得病后很快就去世了，自然也就不用再买药了。

反观其他常见病，尤其是高血压、糖尿病和关节炎等慢性病，其致病机理往往很相似，特效药可以是广谱的。再加上病人需要长时间服药，甚至终生服药，使得这类药物的市场天生就比抗癌药广阔得多。

据统计，1998 年的世界药品销量 200 强里只有 12 种抗癌药。因为上述原因，抗癌药一直不是制药厂优先发展的对象。但是，在一个按照市场规律运行的世界里，任何一个行业都不可能永远赚大钱。在各大制药厂的共同努力下，如今市场上已经有了好几种治疗高血压和糖尿病的特效药，药效令人相当满意，提升的空间已不大。再加上很多这类药物的专利权已经或者即将到期，这给大药厂敲响了警钟。

以辉瑞为例。该公司在圣地亚哥的生物科技园区成立了一个癌症研发中心，雇用了 1000 多名专业人才加紧攻关，并制定了销售总额目标。辉瑞如此乐观是有根据的。据统计，2008 年全世界药品销量 200 强里有 23 种抗癌药，比 10 年前多了 1 倍。更重要的是，销售额前 10 名里抗癌药有 3 个，总销售额超过 10 亿美元的 126 种药品当中有 20 种是抗癌药。这些数字清楚地表明，抗癌药市场在最近这 10 年里"咸鱼翻身"了。

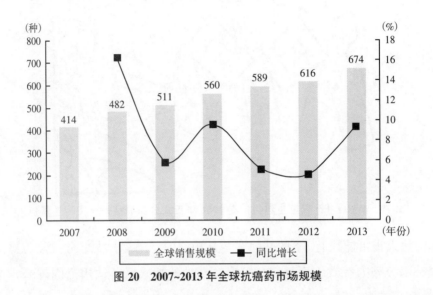

图 20   2007~2013 年全球抗癌药市场规模

事实上，如果按照疾病的种类分别统计，抗癌药自 2006 年起就成为全世界销量最大的品种，超过了原来一直领先的心血管药和神经系统药。

如此高涨的研发热情，是否预示着癌症即将被攻克呢？

答案是否。研发创新能力是抗肿瘤药物企业核心竞争因素中的核心因素，因为研发创新技术的强弱决定着企业是否具有快速推出新产品，占领空白市场的能力，决定着企业能否获得自主定价权，从而获得更多的收益，也决定着企业在行业中的市场地位，是领导者、挑战者还是跟随者。而市场地位又反过来影响企业的盈利能力，盈利水平的高低又决定着企业的市场竞争力。

令人担忧的是，近几年批准的抗癌药药效都说不上有多么好，比如，由英克隆制药公司研发的抗癌药 Erbitux 平均起来只能将癌症病人的生命延长一个半月，另一种抗胰腺癌的药 Tarceva 只能延长 12 天！但一个疗程下来药费却高达 3500 美元，它们都为制药厂赚到了大钱，因为癌症病人往往存有侥幸心理，病急乱投医。

当然，如果制药厂能够研发出一种真正有效的抗癌药，肯定能赚更多的钱，但如前所述，癌症的致病原因非常复杂，很难发明出一种广谱的特效药。于是，不少科学家建议抗癌药必须改变思路，即只针对某一基因型的病人研发特定的抗癌药，只有这样才能找出根治癌症的良方。为了让这种治疗思路变得有利可图，就必须同时改变癌症诊断的方法，先对癌症病人进行基因型检测，按照结果对病人进行分类，然后再对症下药。

看看抗肿瘤药物（即化疗药物）的发展吧。

1943 年，Gilman 用氮芥治疗淋巴瘤，揭开了现代肿瘤化疗的序幕；20 世纪 70 年代，顺铂和阿霉素应用于临床，使化疗从姑息性向根治性目标迈进；90 年代，紫杉类和喜树碱类应用于临床，对肿瘤细胞免疫和抑癌基因的研究越来越深入。

目前化疗的药物由以下几种组成：

（1）烷化剂，此类药物直接与 DNA 发生化学反应，从而直接杀灭细胞。这类药品不能进行智能性的杀灭，只要接触到细胞，统统一"枪"打死。药物在杀灭癌细胞的同时，也在杀灭正常细胞；在阻止产生新的癌细胞的同时，也阻止了正常细胞的新陈代谢，这无疑对患者机体构成了直接和潜在的伤害。

（2）抗代谢类、抗生素类以及一些抑制剂，这类药物通过阻止细胞增殖周期各阶段活动，从而阻止产生新的细胞。

（3）激素类，通过调节内分泌的激素以阻止某些激素依赖性肿瘤（组织）的生长。

由于在化疗的同时严重损伤了患者的免疫系统，患者的生存质量多数会降低，因而化学治疗的效果与必要性在临床实践及学术领域一直存有不少争议。

再看看药商们和医生们是怎样做的吧。

制药企业能否在市场竞争中拔得头筹，除了研发技术能力外，市场营销也越来越成为影响企业核心竞争力的主要因素之一。对于一制药企业来说，市场营销能力的强弱决定着公司的研发新品能否快速进入市场。能够获得多大的市场份额以及其产品覆盖人群的广度，是企业的关键。于是，药商们从各个角度攻关，专门派出药物代表（以下简称药代），医生们推荐的化疗方案对于病人来说，最适宜、性价比最高、疗效最好，这是最重要的，至于药物的产地，不是选择化疗方案的主题。

在治病的过程中，明智一点的病人或家属会这样问医生："为什么不用国产的？""为什么不用廉价的药物？"也会有医生这样给病人介绍说："进口药质量要好一点，疗效好一点。"

请问，进口药到底好在哪里？好多少？要知道化疗药物产地不同，价格可是有很大的不同。我觉得最起码进口化疗药品性价比是低的，至于疗效也相差无几，也许会比国产药高那么一点点，可对于一个癌症病人来说是微乎其微。

选择什么抗癌药品固然重要，而针对每个病人的不同情况选择正确的给药方式，更是非常重要。

四、从经济学的角度看肿瘤治疗

（一）肿瘤治疗中的边际收益和边际成本

经济学结合了政治学和科学的优点，是一门真正的社会科学。因此它的主题是社会的，即人们的选择如何引导他们的生活，以及他们之间又是如何相互影响的，但它以科学的冷静来研究这个主题。通过把科学方法引入政治问题，经济学力图对所有社会面临的基本挑战作出推动。经济学家在研究经济问题时采用了一套独特的方法、工具及概念，建立了反映市场经济中经济规律的理论。当普通人仅仅看到经济中各种问题的现象时，经济学家却能抓住事物的本质，而这正是经济学家的高明之处。

均衡本是物理学上的一个概念，指一个物体在大小相等、方向相反的两个力的作用下，暂时保持一种静止不动的状态。例如人们都希望拥有好东西或着手去做好事情，可再好的东西、再好的事情，你也不能一直不停地做下去。否则，再好的东西、再好的事情最终也会变成坏东西、坏事情，这就叫作物极必反。再比如，你觉得看电影是一件好事情，可是你不能一直不停地看下去，因为看到一定时候你就会觉得很累，再继续看下去就没有刚开始看的时候感觉好了。或者在吃饭的时候遇到好吃的菜，开始吃的时候会大口大口地吃，可吃到一定的时候，就会觉得这一口远不如上一口好吃了，这就是边际效用递减，新吃的一口远没有上一口好吃，而且这个递减会一直持续。那么应该看多久的电影即停止而不觉得无趣，吃多少饭菜能使你吃饱而又不会觉得难受呢？即应该吃多少才恰到好处呢？对于吃饭来说，其好处就是能果腹及品尝到食物的美味，而其坏处就是胃会难受。其实，你吃第一口的时候胃已经开始难受，只是你不觉得而已。你吃的最后一口应该是边际好处与边际坏处相等的那一口（由于吃了它，你觉得增加的好处，即边际好处，与增加的坏处，即边际坏处相等的那一口）。

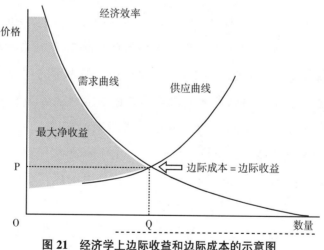

图 21　经济学上边际收益和边际成本的示意图

做一件事情做到什么程度停止，要看边际好处和边际坏处在哪里相等。在此前应该继续做，这样净好处减去坏处，是正数；在此后则应该少做，否则净好处减坏处就是负数，只有少做才会使你的好处增加。这样会使你的利益最大化。

经济学上把上文所述的边际好处称为"边际收益"，边际坏处称为"边际成本"。对于经济学家而言，任何一件东西，任何一件事情都有最佳均衡量，当边际收益等于边际成本时是它的最佳均衡点，此时停止就是"适可而止"。例如当你已经在电脑前玩了 80 分钟游戏时，还目不转睛地看着电脑屏幕，现在要你作出决定，是继续玩下去还是关掉电脑？如果你用边际分析法进行思考，你就会琢磨这样的问题：我再玩下去，边际收益是大于还是小于边际成本呢？如果你觉得是"大于"，那你就选择继续玩下去；如果你的回答是"小于"，你就会减少玩电脑游戏的时间（少于 80 分钟，比如说 70 分钟或 60 分钟）；如果你觉得既不是"大于"也不是"小于"，那么，你也最好在此时停下来，不要继续玩下去。这样，80 分钟就是你玩电脑游戏的最优均衡时间。

（二）手术治疗中的边际收益和边际成本

肿瘤治疗的过程中医生和患者往往忽视边际收益和边际成本的最佳均衡点，手术是临床医生认为治疗早期肿瘤最有效的方式，可快捷地将肿瘤切除，且肿瘤对手术切除没有生物抵抗性，不像肿瘤对放疗存在有敏感性的问题。快速去除肿瘤负荷可以说是手术的"边际收益"，但手术的"边际成本"同样明显：①这个"早期"很难定义，很多病人在手术台上因为发现已转移而不能手术，白白地挨一刀，给患者的身心带来极大的伤害，更促使病情恶化；②大多数人发现患肿瘤时已是中晚期了，再做手术已没有意义；③本来是中期或早期的病人因为手术后的损伤或不规范的手术治疗，反而加速了癌症进入晚期；④手术后病人的机体免疫力极度低下，导致癌细胞急速扩散；⑤手术对病人的身心造成极大的伤害，导致病人的生活质量下降；⑥手术、麻醉过程有一定风险，可能导致患者出现不同并发症，甚至死亡；⑦手术并不能完全治愈肿瘤，湖北中医药大学附属医院外科主任徐泽教授经过 30 余年对 3000 多例肿瘤手术患者的随访发现，绝大部分的患者在手术后 2 年内复发和转移，部分病人甚至在手术后数月内复发和转移。可惜的是，绝大部分患者受传统思维影响，认为手术切除就是治愈，仅仅了解到的是手术的"边际收益"，而并不了解其"边际成本"，导致一部分患者"边际成本"大于边际收益，做了无效治疗甚至是负效治疗。

这里有一个我们都熟悉的例子，影视演员傅某 2004 年发现肝癌，进行肝移植治疗，成功切除肝脏肿瘤和移植新肝脏，前后花费几十万元，不到 1 年去世。肝癌患者桓台的苏先生 2005 年 11 月检查出肝癌，高额的治疗费用、巨大的治疗痛苦、渺茫的治疗效果让家人手足无措，苏大爷却异常冷静，用他自己的话说就是："等着走吧，不给家里增加负担了，有的很有钱，治疗条件非常好，也换了肝，不也不到一年就去世了吗？"老人的话虽然有道理，妻子和儿女却不能眼睁睁地看着老人去世，经过多方了解，他们打听到济南的医院，通过手术、化疗等方法进行疗效、费用、生活质量等全方位对比，苏先生 2015 年去世，生存时间长达 10 年。这两个例子一个是只注重边际收益，结果边际成本要了患者的命；另一位患者认真比较了多种方法的边际收益和边际成本，最终选择正确的治疗方法，成功延长了生命。

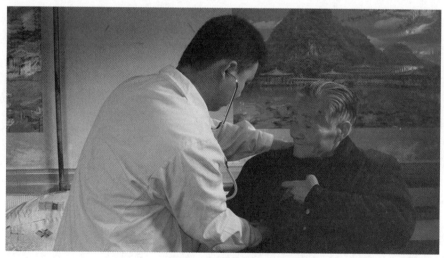

图 22　成功延长生命的肝癌患者苏大爷

如果说患者是因为自身因素不能正确认识"边际收益"和"边际成本"，作为肿瘤医生具有过硬的专业知识和丰富的临床经验，对肿瘤治疗的"边际收益"和"边际成本"了如指掌，为什么无法帮患者选择确定边际收益和边际成本的最佳均衡点呢？这是因为医生的工作也是由边际收益和边际成本组成的，对外科医生来说做手术的目标是肿瘤成功切除和患者成功度过手术期，这两个目标达成，手术医生就认为自己完成任务，至于术后会不会复发、术后多长时间复发、术后患者生命质量是否会下降、患者的经济负担等边际成本并不在手术医生的考虑范围之内。反之，如果外科医生更多地考虑患者的边际成本，将可能导致患者手术例数下降，影响其任务数、收入、声望等，反而导致外科医生的边际成本增加。有一段话，我认为十分有道理，"医生该切的切掉，该扔的扔掉，钱花完了命也没了，手术同意书上还写着'责任自负'的字迹"，如何确定治疗方法患者应该掌握主动权。

（三）化疗中的边际收益和边际成本

1. 化疗的现状

"生命不息，化疗不止"，这是绝大部分癌症患者的生活写照。他们以为，只要医生还在给自己化疗放疗，生命就会继续。但是，殊不知这其中也隐含着要命的过度治疗。有时人们曾经努力地进行着多药联合化疗，超大剂量的放疗，扩大根治、超根治手术，但这些过度的治疗并没有得到预期回报，相反却带来了严重的后果：手术使病人失去了原本可以保留的器官及功能；高剂量的化疗药物不但未能缩小肿瘤，反而使病人因高副反应更加痛苦和衰弱，甚至过早地失去了生命；过度的高剂量放疗，会对肿瘤周围正常组织造成不可逆的损伤。

毫无疑问，过度治疗的一个重要原因是"以病为本"，而不是"以人为本"。对部分医生来说，他们在接诊癌症患者时，往往局限于本专业，首选最熟悉的治疗方法，失败后才考虑其他方法，这不仅增加了病人的经济负担，而且还延误了最佳治疗时机。对病人来说，缺乏科学知识，盲目追求"治愈"肿瘤，要求超标准的高强度放化疗，即使出现了严重的毒副反应还咬牙坚持，结果却是缩短了生存时间，又牺牲了生活质量。

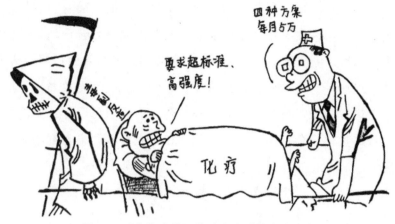

图 23 过度化疗是目前肿瘤治疗的常见现象

再者，癌症治疗费用昂贵，少则十万元，多则百万元。因此，癌症患者一直是各大医院争相夺取的"肥肉"，甚至医院内部各科室之间也展开抢夺癌症病人的争斗。其目的只有一个，那就是挣钱。

一次常规化疗的费用有很大松动，可以是 3000 元，也可以是数万元，这要看患者的经济承受能力。在利益的驱使下，很多医生会劝说患者用较昂贵的化疗药。本来只需要做 6 次化疗，但医生往往会做到 8 次甚至更多。国外曾比较过化疗 4 次、6 次、8 次效果，发现 4 次效果与 8 次一样。至于实际治疗过程中，究竟应该化疗多少次合适，很难讲，但循证医学标准，一般来讲，手术后辅助治疗是 4~6 个周期。

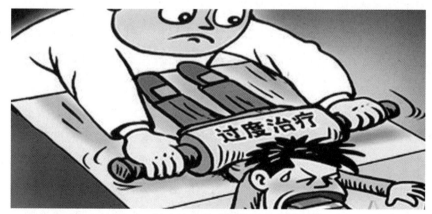

图 24 过度治疗其实是榨取患者的金钱

换一个角度说，做一个合格的肿瘤医生是很难的，面对患者的求生欲望与求治要求，医生既要满足患者的要求，又要引导患者合理地接受治疗，耐心地与患者沟通，讲明哪些治疗必须做，哪些治疗没必要做；哪些药物可用，哪些药物不可用等，帮助患者作出选择，减少甚至消除无效的、不适当的或可能无益于患者的医疗行为。另外，一个合格的肿瘤科医生还要能抵抗得住诱惑，不被昂贵化疗药的高提成所腐蚀，在个人利益和患者健康之间做出正确的选择。

2. 从两个故事谈化疗的边际收益和边际成本

这里我们讲两个故事，第一个是播音王子罗某。罗某患的是最常见的弥漫大 B 细胞非淋巴瘤，这是临床愈后非常好的一种淋巴瘤，但罗某在接受规范的化疗和骨髓移植后不到 1 年后去世。在我国，弥漫大 B 细胞非淋巴瘤占所有恶性淋巴瘤的比例超过 40%。它多发于中老年人，40~50 岁多见。在临床上，患者常表现为迅速增大的淋巴结，10%~15%患者有骨髓侵犯，40%~50%患者有淋巴结外病变，患者常出现发热、盗汗、进行性消瘦等全身症状。医学上讲，这种病按期分为一期、二期、三期、四期。如果四期这个病就很难治愈，因为说明肿瘤已经转移到其他身体部位。而二期还属于原发性肿瘤，罗某发现的时候，属于三期，还没到最难治愈的四期。弥漫大 B 细胞非淋巴瘤通过 6~8 个疗程的 R-CHOP 方案化疗，可使近 80%的病人获得治疗效果。其中在早期病人中，小于 60 岁的患者，治愈率接近 70%，即使年龄大于 60 岁，早期病人亦有近 50%的治愈率。而在晚期病人中，则主张先予以 6 个疗程的 R-CHOP 方案化疗，再接受造血干细胞移植。慕盛学先生也认为罗某并非死于淋巴瘤，而是过度化疗和抗生素，其依据主要为：①罗某从 2008 年 9 月起，做了 9 次化疗，前两次都有明显效果，但后来不但不明显了，而且病情严重了。化疗对人的伤害是很大的，9 个月 9 次化疗更是伤害严重，使罗某的病由中期变为晚期，由体力正常变为体力不支。②在晚期淋巴癌患者中进行造血干细胞移植，是唯一有希望的办法。但移植（器官、骨髓、干细胞）手术是西医目前最前沿的医术。不成熟、风险高、费用高。这种手术常常出现手术被形容为是成功的，但人却死亡的结论。原因是有两个难题，就是

"排斥"和"感染"。医生常用"干扰素"和"免疫抑制剂"抗排斥，用来保证移植的成功，但却导致人体免疫力降低的恶果，造成易复发，易受病菌感染。③由于第一次移植后出现复发和感染现象，使罗某病情已到危重状态，进行第二次移植还有一点希望，已经找到干细胞移植配型成功者，但根据罗某的体力和病情，估计即使进行第二次移植也很难回天。④由于罗某是淋巴癌首先需要化疗，但过度的化疗使罗某抵抗力很低，希望寄托于造血干细胞移植；移植后必须应用抗排斥反应药物，应用抗排斥反应药物必然会使罗某的免疫力更低，医生说已经是 0；由于免疫力是 0，又必然容易引起残留癌细胞的复发和病菌感染，罗某的口腔溃疡一直不好就是明显的病菌感染；引起了病菌感染就必然要用抗生素，可是现有的抗生素，对正常的人还有用，对罗某免疫力为 0 的人，不但杀不死病菌，抗生素的副作用就可以要了他的命。

《生命日记》作者、网络名人陆幼青，1994 年患胃癌中晚期，术后放化疗数次，第二次手术时上海肿瘤医院确诊为"腮腺癌"。安排 24 次放化疗，坚持到第六次后放弃。其在住院期间，用翔实手法和亲身感受，以洋洋数万字著生命留言——《死亡日记》全选本一书。现已出版，兹选摘如下：

"又是一个平常的早晨，接着昨日的话题写下去吧。"

日记中的长篇大论是罕见的，但想到写这些文字的初衷和它们可能产生的作用，我觉得还是把心里话说出来最重要，至于体味到什么，自可放在一边。

昨天谈的是中国人对癌症的观念，接下来我想谈中国人对癌症的治疗。

如果说中国人的癌症观是一场悲剧的话，中国人治疗癌症更像一幕幽默的喜剧。如果说荒谬的观念让中国癌症病人受苦的话，那么中国式的治疗是在受罪。

我作为一个癌症患者，在整整五年半的时间里，不幸经历了各种治疗方法，我觉得我算是具备了对这个话题说三道四的权利。

中国医院毫无疑问应当是治疗癌症的重要场所，事实上那里也挤满了人。在上海的肿瘤医院，如果您对那里不是很熟悉的话，很难不被那儿的气氛所震撼。天哪，竟然那么多病人，您会认为今儿有什么大事？其实只是平常的门诊而已。走廊里挤满了候诊的人，收费处排着长队，谁想找个地方坐下来，都会觉得很难。

从门诊到住院可能要等一个月，如果在上海正好没有这方面的朋友，听说要加快也有小费的行情，不会少于四位数。

在医院周围方圆数公里的范围，每一家旅店都住满了癌症病人，他们大都来自上海周边地区。由一两个亲属陪同，在简陋而便宜的小房间里，他们煮甲鱼汤，等待治疗，或者像走读生一样，接受着放化疗。在这种压力下，医院变成了工厂，以一种流水线的模式进行癌症治疗：手术—化疗或放疗—请让出床位。

手术一般是出色的，原因是熟能生巧。中国外科医生不比外国差，老外那个工作量根本不值得一提。中国医生一年要在病人身上划多少刀？

虽然明令禁止，但给手术医生的红包是少不了的。有的病人对自己估价很高，因而给医生的红包也很可观，现在已惠及麻醉师等协作人员了。

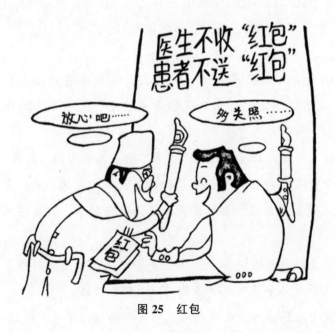

图 25 红包

化疗和放疗的中国特色就更浓了，很少有人问你是否需要这个，能否接受？倒是有人关心你的钱包是否丰满，是否有医保？因为不同的化疗方案价格相差几十倍，化疗辅助用药大多是自费药，价格离谱。

我接受过几次化疗，但在我自己找到的医学书里清楚地写着，化疗对我的病有效率只有10%，想想也是，把自己全身灌满毒药，只因为身体里边有个地方长了个病灶，从常理来推测，也是一件低效率的事。我果断地把另一半化疗处方扔了，因为，我同室的8个病友，全在按质按量完成了化疗，一年内死去。

中国大部分肿瘤病人每天都在重复着这样的故事，先是用廉价的、国产的、毒性可能跟农药差不多的化疗药，然后，眼看着体力不支，化验单上的数字直线下降，满头黑发一夜尽枯，然后遵医嘱去医院门口的药店或某公司购买辅助药物：止呕吐的、升白细胞的、增强体质的，它们都有一个特点，量少价高……

这里，中国癌症患者最缺乏的原因可能是那个令人心酸的话题：钱。在肿瘤医院的收费处，厚厚的一叠百元大钞递进去，一条轻飘飘的收银条飞出来，这样的情形几乎每时每刻都在发生。在中国治疗癌症到底要花多少钱？简直没人讲得清。一般而言，钱越多，生存的机遇就越大。不幸的是：大部分的中国肿瘤患者在两手空空后死去，让家人体味到人财两空的失落，甚至家徒四壁，却负债累累的绝望。

前文提及的那些住在医院边上小旅店里的癌症病人，大都喜欢带着现钱看病。一般是五万元到十万元的预算，他们的家属每天吃着伍元一盒的盒饭，却不吝于购买上千元的一支针剂。等到钱箱空了的那一天，治疗也就结束了。

……写到这里，我心里真是充满了说不清、道不明的感受。我能够生存至今，应该感谢医院和医生对我的精心治疗。但同时，我又是中国式流水线治疗的反叛者，我自作主张地停止了医生要求我做的化疗和放疗，我没有听医生的话，在很多方面……

……中国医院想更好地履行他们的职责，但专业医院的稀少和病人众多的反差，使得他们压力重重，难以改变现状。科研的滞后，使得治疗水平难以长进。丰厚的利润，低成功率却几乎不受指责的现状，使得他们几乎没有危机感和进取心。而从业人员的不规范行为，更是影响了他们的声誉和加重了病人的痛苦。

真不知这一切什么时候才能改变……？

……我尽量用客观和冷静写下这些文字，写下癌症病人的种种遭遇，不在于指责什么，而是希望有人正视这些问题，让我们能为身边数百万的肿瘤患者做点什么……

可以说，手术——放疗化疗——请让出床位，是传统流水线常规治癌的一二三步曲，而许多患者都走过了这一二三步，而这致命的三步，又给患者带来了什么呢？人们把传统治癌的三步归纳为"三了"政策，不无道理，即："钱花了，罪受了，人没了"，难道不值得深思吗？

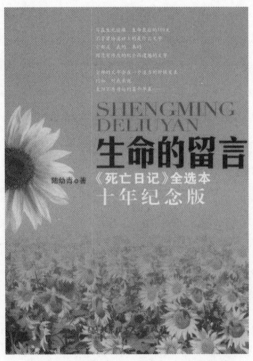

图 26　陆幼青《死亡日记》全选本图片

这里罗某治疗的边际收益是杀死肿瘤细胞，边际成本是免疫力下降、复发和细菌感染，可能因为罗某是名人，更注重边际收益，期望通过大剂量化疗完全杀死肿瘤细胞，达到完全治愈，导致边际成本也不断增加，最终边际成本压倒边际收益，患者不但没有获益反而缩短了生命。而陆幼青则非常敏锐地察觉到了化疗的边际收益和边际成本，在感觉到边际成本可能大于边际收益时果断放弃化疗，其实也是一种无奈，放弃化疗并不意味着他不珍爱生命，不想获得有效治疗，而是在现实中没能找到一种边际收益大于边际成本的治疗方法，是绝望中的放弃。

这两个故事对我们肿瘤医生也有很大警醒作用。现在我们的很多医生单独治疗肿瘤，不顾及肿瘤患者自身，无论是手术、放疗还是化疗，主要目的——完全消灭肿瘤，不行就加大剂量、增加次数、扩大切除范围，反正是肿瘤不消失誓不罢休，在目前科技还达不到的情况下，强行完全消除治疗只能会造成更大的痛苦，降低患者免疫力，导致各种并发症，出现"瘤还在，人没了"的悲剧。东南大学肿瘤研究所所长李苏宜教授曾经说过："在肿瘤内科癌症病人中，约有一半是'死'于营养不良。"此话令人心惊，让人痛心。很多有钱人，可以支持消灭战的治疗，反而成了加速他们死亡的一个因素，所以从某种程度上来说，没有能力去追求更大的边际收益，也许他们不会那么快就去世。

3. 制约化疗边际成本和边际收益的因素

接着我们再说一下为什么化疗药物有高昂的边际成本和减少边际成本的方法。目前化疗的药物由以下几种组成：①烷化剂，此类药物直接与 DNA 发生化学反应，从而直接杀灭细胞。这类药品不具备智能性的杀灭，只要接触到细胞，统统一枪打死在杀灭癌细胞的同时，也在杀灭正常细胞；在阻止产生新的癌细胞的同时，也阻止了正常细胞的新陈代谢，这无疑对患者构成了严重伤害。②抗代谢类、抗生素类以及一些抑制剂，这类药物通过阻止细胞增殖周期各阶段活动，从而阻止产生新的细胞。人体要正常地"运作"新陈代谢是必不可少的，化疗因为要阻止癌细胞的生长故而采用非常笨的傻办法干脆连人体的其他代谢也一并抑制。化疗放疗的患者大量的脱发就是一个最好的说明。③激素类，通过调节内分泌的激素以阻止某些激素依赖性肿瘤（组织）的生长。药物的毒副作用对人体的重要脏器构成的伤害也是巨大的，如药物毒性对消化道的刺激和伤害，药物流经肝肾时对肝肾功能的损害，化疗药物的毒副作用还会对心肺及神经构成伤害。所有这些构成的伤害，对癌症患者来说既是体能的浩劫，也是新病的起源，有的药物甚至就是致癌物，临床上经常可以看到长期化疗导致的第二种癌症。所以，经过化疗的患者往往立即出现严重体衰，甚至出现多种并发症，最终越治病越多，越治病越重。

化疗的边际收益也远没有想象中的大，组织中增殖细胞群的细胞不断分裂增殖。细胞周期是为研究增殖细胞群中单个癌细胞的生长行为而提出的，细胞周期是指癌细胞从 DNA 合成前期开始到有丝分裂完成的整个过程，近年来用流式细胞术等检测手段，对癌细胞的增殖周期有了进一步了解。癌细胞增殖周期大致可分为 4 个阶段：①G_1 期即 DNA 合成前期，是经过有丝分裂而来的子细胞继续成长的时期，此期主要合成信使核糖核酸（mRNA）和蛋白质等，为向 S 期过渡做物质上的准备，G_1 期时间的长短在不同种类的癌细胞中差异较大，可由数小时到数日。②S 期即 DNA 合成期，是进行 DNA 复制的时期，此期之末 DNA 合成加倍。除合成 DNA 外，此期也合成其他一些成分，如组蛋白、非组蛋白，以及与核合成有关的酶类、RNA 等。值得注意的是，微管蛋白的合成在 S 期已经开始。S 期时间波动为 2~30 小时，多数为十几小时。③G_2 期即 DNA 合成后期或分裂前期。此期 DNA 合成已结束，正进行细胞分裂的准备工作，继续合成与癌细胞分裂有关的蛋白质和微管蛋白，所占时间为 2~3 小时。④M 期即有丝分裂期。每个癌细胞分裂为两个子细胞。此期相当短，所占时间为 1~2 小时。用 ^{3}H 标记胸腺核糖核酸，可测出各期的时间。$G_1 + S + G_2 + M$ 之和为细胞周期时间（Cell Cycle Time，TC）。急性髓细胞性白血病的 TC 值为 50~80 小时，其中 G_1 期为 20~60 小时。S 期 20 小时左右，G_2 期 3 小时左右，M 期很短，约为 30 分钟。小鼠 L1210 白血病的 TC 值约为 12.8 小时，其中 G_1 期 1 小时，S 期 9 小时，G_2 期 1.8 小时，M 期约为 1 小时。如此看来，1 次化疗需使药物作用于细胞，经历一个周期为 50~80 小时，亦即化疗药物需持续作用于癌细胞或使癌细胞浸泡在化疗药液中 50~80

小时，才有可能达到杀伤其中每一期癌细胞的作用，如果是一次性导管推注药或化疗期间，每天只滴几分钟或几十分钟药，则可能该药根本就遇不到其敏感的那一期，也就是说起不到所希望的疗效。只是对细胞增殖的某一期（盲目无选择的）打了一枪，而不能对整个周期起作用。

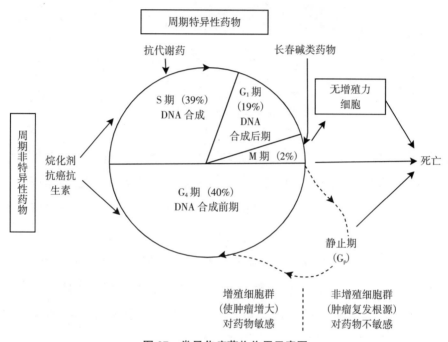

图 27　常见化疗药物作用示意图

　　肿瘤细胞与足够量的抗肿瘤药物直接接触是化疗取得疗效的必要前提。然而，传统化疗抗肿瘤药物必须经过很长的路途，克服层层阻碍，才能到达肿瘤细胞，其间任何一个环节中出现问题都足以产生抗药性。

　　巨大实体瘤因瘤内药物传递阻碍产生抗药性或达不到治疗效果，是影响疗效的十分重要的问题，也是一个急需解决而尚未解决的问题。一些抗肿瘤药物对培养皿中的各种肿瘤细胞显示出很高的抗瘤活性，有的抑制率达50%以上，在对血液肿瘤的治疗中也能发挥一定的作用，然而这些药物却不能明显降低常见的实体瘤（如胃癌、肝癌、大肠癌、肺癌、乳腺癌、前列腺癌、胰腺癌、脑肿瘤、食管癌等）造成的死亡率。比较血液系统恶性肿瘤和实体

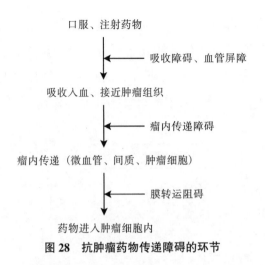

口服、注射药物

吸收障碍、血管屏障

吸收入血、接近肿瘤组织

瘤内传递障碍

瘤内传递（微血管、间质、肿瘤细胞）

膜转运阻碍

药物进入肿瘤细胞内

图 28 抗肿瘤药物传递障碍的环节

瘤的化疗过程，仅仅是前者省去了药物需在肿瘤组织中重新分布这一步骤而能直接在血液中与单个癌细胞接触。因而可推论，药物传递在实体瘤中，存在某些能导致药物产生抗药性的因素。具体地说，口服或注射抗肿瘤药物后，药物经血流传递到全身各器官、组织，其中一部分传递到它的目标物——肿瘤组织，要消灭这么大的一个实体瘤（腹部外科实体瘤重量常达到数百克、数千克，甚至十几千克重），药物还必须以足够消灭这么大实体瘤的各个肿瘤细胞的高浓度在整个肿瘤内扩散、分布开来，以便从血流传递到肿瘤的药物能与各个肿瘤细胞接触，才能使化疗取得效果。然而，由于实体瘤经常利用有力的屏障对付这种扩散作用，使得药物在肿瘤内分布不均匀和（或）低浓度分布，甚至某些肿瘤组织没有化疗药物，导致肿瘤细胞对药物产生抗药性。

与机体解毒作用增强相关的有谷胱甘肽-S 转移酶（Glutathione S-Trans-ferase，GST），金属硫蛋白（Metallothioneins，MT），博来霉素水解酶（Bleomycin hydrolase，BH），二氢叶酸还原酶（Dihydrofolate Reductase，DHR）和胸苷酸合成酶（Thymidylate Synthase，TS）等。GST 的研究相对较多，GST 是一种广泛分布的二聚酶，它可以单独或与谷胱甘肽一起参与许多环境毒素的代谢、解毒。根据其在细胞内定位的不同，一般可分为 α、μ、π、θ 及膜结合微粒体 5 种类型。GST-π 又称酸性同工酶，是从胎盘中分离出来的一种酸性 GST，其基因定位于 11 号染色体的 q13 位置。有 7 个外显子和 6 个内含子，全长 3kb。它与恶性肿瘤关系最密切，约占其总数的 90%，主要分布于消化道、泌尿系统和呼吸道上皮。GSH 是一种含半胱氨酸的三肽，为细胞内主要的非蛋白巯基。GST 能够催化体内亲电性化合物与 GSH 结合，使有毒化合物增加水溶性、减少毒性，最终排出细胞外。这种结合还可防止有毒化合物与细胞的大分子物质（如 DNA、RNA 和蛋白质）结合。正常情况下可作为一种保护机制使细胞免受损害，而肿瘤细胞可以通过调节 GSH 水平、增加GST 活性等加速化学药物的代谢。

除上述耐药途径外，发现肿瘤细胞还可以通过其他途径引起耐药：①药物前体活化失败，如细胞色素 P450 还原酶（Cytochrome P-450 Reductase，P450）和 DT-心肌黄酶（DT-Diaphorase，DTD）等；②靶酶 TOPⅡ 活性的改变；③DNA 修复能力的增强，如 O6-甲基鸟苷-DNA 转移酶（O6-Methylguanine-DNA Methyltransferase，MGMT），hMLH1，p21WAF1/CIP1 等；④凋亡通路受阻，如 p53、bcl-2 等；⑤某些癌基因活化，如 Her-2/neu、c-myc、ras、c-jun、c-fos、MDM2 和 P210BCR-ab 等。

因此，从经济学角度看，可降低化疗边际收益的因素有药物作用时间短不能作用于所有细胞周期、药物分布障碍和耐药导致实体瘤内药物浓度低等，而提高边际成本的主要因素为化疗药物参与全身血液循环导致的毒副作用。要提高边际收益和降低边际成本必须从以下方面入手：①肿瘤局部必须有足够的药物浓度；②化疗药物必须要有足够的时间作用于肿瘤细胞；③肿瘤组织中的每个癌细胞都必须能充分和药物接触；④化疗药物必须不参与血液循环。可解决化疗边际收益和边际成本矛盾的方法必将成为肿瘤治疗的革命。

4. 一种可很好控制边际收益和边际成本的治疗方法

目前肿瘤治疗取得了很大的进展，临床上也呈现百家争鸣的态势，常规治疗的劣势也很明显：局部治疗包括手术治疗的发展方向已转为微创，而对全身治疗一直没有完善的方案，保护机体自身免疫的治疗有被忽略的倾向；全身治疗包括化疗、生物治疗等，此方法对于体内负荷较大的肿瘤起不到局部治疗的瞬间秒杀的效果。

化疗边际收益和边际成本的理论与我曾经提出的癌魔结构理论类似，所谓"癌魔空间结构理论"是把人体免疫力设计为"正（+）"、癌细胞设计为"负（-）"、人的肌肉、血液、组织等设计为"零（0）"，从癌细胞的形成、生长、发展到癌症末期，都属于"+'0'-"这一变化过程。人体本来就有癌细胞存在，当人体机能及免疫力很强大时，即"正（+）"占上风，癌细胞无法长成肿瘤；当人体失去对癌细胞的控制时，即"负（-）"占上风，发生癌症。在这个过程中，人的肌肉、血液、组织等（"零（0）"的影响）是否健康有力，就决定了癌细胞是否能够存活、生长。现代医学在对癌症的治疗方面，没有把患者的身体状况考虑进去，因为不同病人的体质对癌细胞的控制能力是不一样的，对用药的多少要求也是不一样的，而治疗却是一样的。现有的化疗是既杀伤"正（+）"，也杀伤"负（-）"，还伤"零（0）"，使"+'0'-"整体下降，造成治疗效果悬殊。治疗癌症，可以根据病人的实际情况，杀伤"负（-）"，转化"零（0）"倾向于"正（+）"的一方，提高"正（+）"的能量，从而逆转癌魔空间结构，让患者在没有副作用的情况下，得到有效治疗。

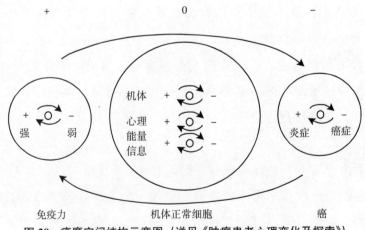

图 29　癌魔空间结构示意图（详见《肿瘤患者心理变化及探索》）

我从事肿瘤事业 30 多年来，一直致力于超微创个体化经皮瘤内缓释用药的研究和应用。在与肿瘤抗争的道路上，不满足于既往取得的成就，不断创新，在经皮瘤内缓释用药动物实验和临床应用取得一定经验后，又引入免疫治疗的理论和方法，完成了在一次治疗中实现肿瘤快速灭活和诱导全身抗肿瘤免疫反应的有机融合。这比常规的无论血管介入或非血管介入治疗，还是常规的经皮瘤内消融术的理论和实践都前进了一大步。

　　　　肿瘤的治疗经过了百余年的发展，各种新理论、新技术、新方法、新设备、新药物不断涌现，在改善患者生存质量和提高疗效方面都有了很大的进步。

　　　　手术治疗作为肿瘤的常规治疗手段之一，从以解剖学为基础的解剖型手术（扩大根治手术），到以现代生物学为基础的功能保护解剖型手术，再到以微创技术为基础的微创型手术，开创了当今微创肿瘤外科的新局面。

　　　　放射治疗在过去的 10 年中也经历了一系列的技术革命，相继出现了三维适形放疗、调强放疗、质子/重离子放疗等新技术，装备更为选进，提高了靶区剂量分布适形性。强化了治疗的精准度。

　　　　肿瘤的药物治疗也在不断发展，尤其是靶向治疗药物的出现使肿瘤的药物治疗有了革命性的进步。给药方法也在不断改进，体现在"局部、靶向、个体化"给药已成为肿瘤治疗的主旋律。

　　　　随着医学影像学如超声、CT、MRI、PET-CT、电子内镜等现代影像设备的应用，以及介入器械如导管、导丝、活检针、支架、植入式药盒各种消融治疗技术等的迅速发展，瘤的微创介入治疗不断推陈出新，在肿瘤临床治疗中占据越来越重要的地位。

　　　　于保法教授一直致力于超微创个体化经皮瘤内缓释用药的研究和应用。可贵的是他不满足于既往取得的成就，不断创新，在经皮瘤内缓释用药动物实验和临床应用取得一定经验后，他又引入免疫治疗的理论和方法，完成了在一次治疗中实现肿瘤快速灭活和诱导全身抗肿瘤免疫反应的有机融合。这就比常规的无论血管介入或非血管介入治疗，还是常规的经皮瘤内消融术的理论和实践都前进了一大步，值得深入探讨和广泛开展临床试验研究。

　　　　目前国内外关于肿瘤介入和免疫治疗的书籍不少见，但大都论述各自的领域和学科，还没有一本专著将肿瘤介入治疗和免疫治疗融合在一起进行描述。为了弥补这个空白，于保法教授结合自己 20 年的科学实验和临床工作经验，并参考国内外相关文献写成本书，相信对想开展肿瘤治疗的放射介入工作者和肿瘤科医师，以及相关领域的研究者都会有所帮助。

中国科学院院士、北京协和医学院院长　曾益新

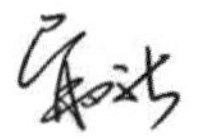

2014 年 5 月 18 日

图 30　国家卫计委副主任曾益新院士对缓释库疗法的评价

将化学药物、缓释剂、免疫佐剂三合一融合，并且直接注射到癌症病灶内应用，无论在国内还是国外，无论药物学家还是临床医生，都不曾做过这样的跨学科尝试，在中外癌症治疗用药史上，其实现了一次前所未有的成功突破。

1998 年，肿瘤介入化学免疫治疗——缓释库疗法应用于临床，其机制是在缓释抗癌药物的同时使肿瘤内浓聚大量免疫佐剂，以起到修饰活肿瘤细胞的作用。大量动物实验及初步临床研究显示，肿瘤内免疫疫苗制造方法能起到肿瘤自体免疫疫苗的作用，比大卫·伯特（David Berd）教授的方法更简单实用，一次肿瘤内注射即能达到大量杀伤肿瘤的作用，同时起到制造肿瘤疫苗的目的，而且能够产生更多的免疫活性抗原，产生多元化抗肿瘤的免疫反应。刺激体内产生多克隆性的抗癌抗体和抗癌 T 淋巴细胞，具有预防肿瘤转移和复发的作用，同时对已有肿瘤的残余病灶和肿瘤转移灶起到治疗作用。这种人体肿瘤内免疫疫苗的制备也具有与抗癌药物杀伤肿瘤的互补的作用。经过 10 余年的临床应用，第三代缓释库疗法又名优美匹克疗法（Ultra-Minimum Incision Personalized Introtumoral Chemoimmunotherapy，UMIPIC）整合了化疗和免疫治疗的优点，首次把两者结合应用到了肿瘤的治疗上。它集局部和整体治疗于一体，通过肿瘤内缓释给药，增加药物作用浓度和作用时间，既起到了化疗药物局部抗癌的效应，同时兼顾系统性免疫治疗的作用，从而弥补了其他疗法的不足，为肿瘤治疗尤其是中期、晚期肿瘤治疗提供了新的思路和途径，特别对减少肿瘤的复发和抑制肿瘤的转移有非常重要的价值。此外，以自身肿瘤为抗原来源，肿瘤介入化学免疫治疗具备了自体疫苗的优点，也符合个体化治疗（Personalized Medicine）的发展趋势，它操作更简便，适于临床普遍推广应用。通过逾万例的不同实体瘤患者的临床应用，证明这种组合药物可以改善大多数癌症患者的疗效，包括有可见肿瘤团块但不适合手术治疗的早期癌症患者，以及已失去手术机会或对其他疗法不敏感的晚期癌症患者。更主要的是，它在保证疗效的基础上，极大地减少了患者的痛苦，能够明显延长患者生命和提高其生活质量。

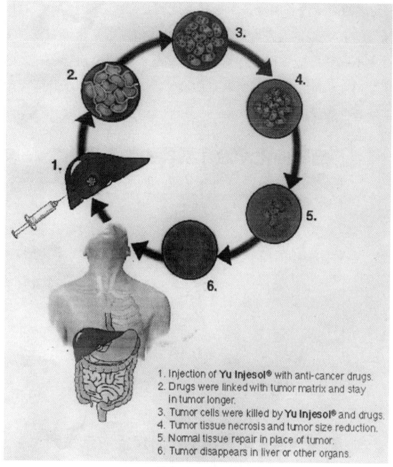

1. Injection of **Yu Injesol®** with anti-cancer drugs.
2. Drugs were linked with tumor matrix and stay in tumor longer.
3. Tumor cells were killed by **Yu Injesol®** and drugs.
4. Tumor tissue necrosis and tumor size reduction.
5. Normal tissue repair in place of tumor.
6. Tumor disappears in liver or other organs.

图31 缓释库疗法治疗示意图

和传统治疗方法相比，肿瘤介入化学免疫治疗优势明显。

（1）肿瘤靶位超级杀灭力：它将化疗的全身给药变为局部给药，利用瘤内缓释技术，抗癌药物中加入特殊的扩散和药物分布剂及增加一定的压力，可以保证药物在肿瘤内形成均匀分布，通过肿瘤细胞外间质组织变性迅速使肿瘤组织形成半液态药物罩（类似于果冻），相当于化学切割，将药物在肿瘤内的比例从静脉给药的1%~5%提高到大于95%的给药剂量，延长药力作用时间数十倍（药物作用时间长达20多天，相当于4个肿瘤增殖周期内持续超高剂量的杀灭性治疗），提高癌细胞杀灭力数百倍（即使肿瘤干细胞也不能存活）。

（2）先进的影像设备实现毫米级精准空间靶向：在超声（B超）、计算机断层扫描（CT）等影像设备引导下，细针对病灶进行毫米级调校，实现精准定位，对大小病灶均能杀伤。特别对微小病灶，或紧邻血管、神经的危险病灶，实现多角度精准定靶，零距离杀伤病灶。杀伤只作用于肿瘤细胞，不会对周边正常器官造成损害。

肿瘤靶向化学治疗诱导生物靶向治疗

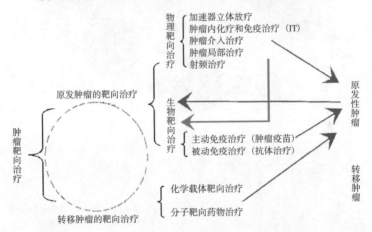

靶向调强化学诱导免疫治疗反应示意图

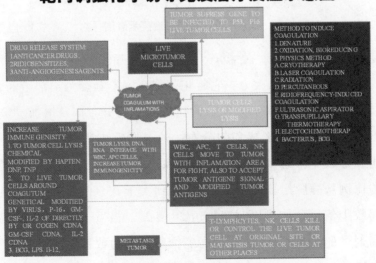

图32　化学诱导免疫治疗示意图

（3）超微创级靶向：超级微创手术，创伤小、恢复快、并发症少、可重复应用。在派特—计算机断层扫描（PET-CT）等高精度检查设备支持下，早期微小癌症病灶变得可见，就可以用这种超微创治疗。病灶多，可见一个杀一个，将癌症变成一个持续可控的慢性疾病。

（4）陀螺式免疫靶向即多变抗原性追踪肿瘤靶向：抽取患者肿瘤组织生产自体肿瘤疫苗，再重新注入患者体内，刺激机体产生抗肿瘤抗体或淋巴细胞，是现代生物治疗技术的最新成果。但提取到培养，受时间、成本、病情等条件限制，实施困难。"缓释库"佐剂将生产抗体或杀伤淋巴细胞的车间从体外转移到体内，每次治疗用不同佐剂或半抗原，每次不同佐剂或半抗原修饰会产生不同特异性和强度的免疫反应，把肿瘤歼灭死亡过程同时变为疫苗陀螺式生产过程，产生大量特异性的 T 淋巴细胞或抗体，去控制微小病灶（包括 T 残留和微小 N 和 M）。

适应症：鼻咽癌、口腔癌、肺癌、食管癌、胃癌、肠癌、肝癌、胆囊癌、胆管癌、胰腺癌、肾癌、膀胱癌、子宫癌、卵巢癌、乳腺癌、前列腺癌、睾丸癌、甲状腺癌、皮肤癌、恶性淋巴瘤、骨肿瘤。手术失败、术后复发、不能和不愿手术者，放化疗失败或不能接受放化疗者。

从经济学角度看，缓释库疗法可使化疗药物在肿瘤内长时间缓释，使化疗药物在血液内循环导致毒副作用这一边际成本降到最低，而缓释剂、免疫佐剂的加入，既增加了化疗药物在肿瘤内的持续时间和药物浓度，又可激发机体抗肿瘤免疫反应，相当于一次治疗两种收益，增加了边际效益，使得边际效益远超边际成本，是最经济的。为此我创办了 3 家肿瘤专科医院和 1 家肿瘤研究所，第一家医院创办于 1998 年。

第一家医院坐落在我的家乡山东省泰安市东平县，东平是癌症高发区，经济比较落后，农民们平日缺医少药，患上癌症后没有支付昂贵医药费的能力。我的医院开业了，老百姓抱着试试的态度来到医院，刚建院时，由于医院名气不高，来就医的大多是癌症晚期病人，都是没有了指望的人。那时候我的确紧张过——本来都快死的人了，如果死在我的医院不知该咋办？但很快我就不烦恼了，因为病人经过治疗后，效果相当好，我们得到了病人的肯定。

US006811788B2

(12) **United States Patent**
Yu

(10) **Patent No.:** **US 6,811,788 B2**
(45) **Date of Patent:** **Nov. 2, 2004**

(54) **COMBINATIONS AND METHODS FOR TREATING NEOPLASMS**

(75) Inventor: **Baofa Yu**, 4443 Governer Dr., San Diego, CA (US) 92122

(73) Assignee: **Baofa Yu**, San Diego, CA (US)

(*) Notice: Subject to any disclaimer, the term of this patent is extended or adjusted under 35 U.S.C. 154(b) by 40 days.

(21) Appl. No.: **09/765,060**

(22) Filed: **Jan. 17, 2001**

(65) **Prior Publication Data**

US 2002/0044919 A1 Apr. 18, 2002

Related U.S. Application Data

(60) Provisional application No. 60/177,024, filed on Jan. 19, 2000.

(51) Int. Cl.^{7} **A61K 33/40; A61K 35/66; A61K 37/78**
(52) U.S. Cl. **424/278.1**; 424/94.1; 424/282.1
(58) Field of Search 424/94.1, 282.1, 424/278.1, 1.11, 85.1, 130.1, 138.1, 94.21; 514/2, 44, 88.5, 212

(56) **References Cited**

U.S. PATENT DOCUMENTS

4,447,526 A	5/1984	Rupchock et al.	435/7
4,724,230 A	2/1988	Cone, Jr.	514/558
5,005,588 A	4/1991	Rubin	128/804
5,156,841 A	10/1992	Rapp	424/277.1
5,215,899 A,	6/1993	Dattagupta	435/6
5,290,551 A	3/1994	Berd	424/88
5,651,986 A	7/1997	Brem et al.	424/484
5,705,151 A	1/1998	Dow et al.	424/93.21
5,846,565 A	12/1998	Brem et al.	424/486

FOREIGN PATENT DOCUMENTS

EP	0 378 888	7/1990	
FR	2 505 182	11/1982	
WO	WO 97/11666	4/1997	
WO	WO 98/03195	1/1998	
WO	WO 98/40105	* 9/1998	
WO	WO 99/46385	9/1999	
WO	WO 00 06143	2/2000	

OTHER PUBLICATIONS

Orkin et al ("Report and Recommendation of the Panel to Assess the NIH Investment in Research on Gene Therapy", NIH, 1995).*
Reiger et al, Ed.s, Glossary of Genetics, Classical and Molecular, fifth Edition, 1991, p. 422).*
abstract, Ferguson et al, Int Review Immunol, 2002, vol. 21, pp. 153–172, lines 9–12).*
Paul, Fundamental Immunology (text), 1993, pp. 705–706, 930, 990–992.*
the abstract of Schneider et al, Gene Ther, 1999, vol. 6, suppl. 1, S5.*
Verma et al (Nature, 1997, vol. 389, pp. 239–242).*

Eck et al (Gene–Based Therapy, In: The Pharmacological Basis of Therapeutics, Goodman and Gilman, Ed.s, 1996, pp. 77 10.*
Lisowski et al (Journal of Immunological Methods, 1972, vol. 1. pp 341–352.*
Caplus abstract, 2002, Masafumi et al, EP 240191.*
Todryk et al (Journal of Immunology, 1999, vol. 163, pp. 1398–1408).*
Lin et al (Journal of Gastroenterology and Hepatology, 1997, vol. 12, pp. S319–S328).*
Molloy et al (Journal of Experimental Medicine, 1994, vol. 180, pp. 1499–1509).*
Brien et al (Lasers in surgery and Medicine, 1992, vol. 12, pp. 313–317).*
Martin et al, Archives of biochemistry and Biophysics, 1987, vol. 255. pp. 329–336.*
Dima et al (Laser therapy, 1990, vol. 2, pp. 153–160.*
Krosl et al (Cancer research, 1996, vol. 56, pp. 3281–3286.*
Skobelkin et al (Laser therapy, 1991, vol. 3, pp. 169–175.*
Pan et al. Cancer Research, 1989, vol. 49, pp. 5048–5053 (abstract).*
Adams. Poult. Sci. 49(1):229–33 (1970).
Auerbach. Pharmacol. Ther. 63(3):265–311 (1994).
August. Clin. Dermatol. 13(6):589–92 (1995).
Aw. "Molecular and Cellular Response to Oxidative Stress and Changes in Oxidation–Reduction Imbalance in the Intestine" (Abstract) at <http://www.ajcn.org> (visited on Jun. 6, 2002).
Awwad et al. Cancer Immunol. Immunother. 38:23–30 (1994).
Berd. et al. Cancer Research 46:2572–2577 (1986).
Berd et al. Cancer Research 51:2731–2734 (1991).
Berd et al. Journal of Clinical Oncology 15(6):2359–2370 (1997).
Berd et al. Seminars in Oncology 25(6):646–653 (1998).
Berd. Seminars in Oncology 25(6):605–610 (1998).
Bier et al. "Intratumor Immunotherapy with BCG Cell Wall Preparations: Development of a New Therapy Approach for Head–Neck Tumors" (abstract) at <http://www.ncbi.nim.nih.gov> (visited on Nov. 24, 1999).
Bingya et al. Chin. J. Oncol. 20(1):34–36 (1998).
Biochemistry 11(9):1726 (1972).
Bromberg et al. The Cancer Journal from Scientific American pp. 132–138 (1999).
Brunschwig et al. J. Immunother. 22(5):390–400 (1999).

(List continued on next page.)

Primary Examiner—Karen A. Canella
(74) *Attorney, Agent, or Firm*—Morrison & Foerster LLP

(57) **ABSTRACT**

Methods for treating neoplasms, tumors and cancers, using one or more haptens and coagulation agents or treatments, alone or in combination with other anti-neoplastic agents or treatments, are provided. Also provided are combinations, and kits containing the combinations for effecting the therapy.

23 Claims, 3 Drawing Sheets

图33　缓释库疗法美国专利证书

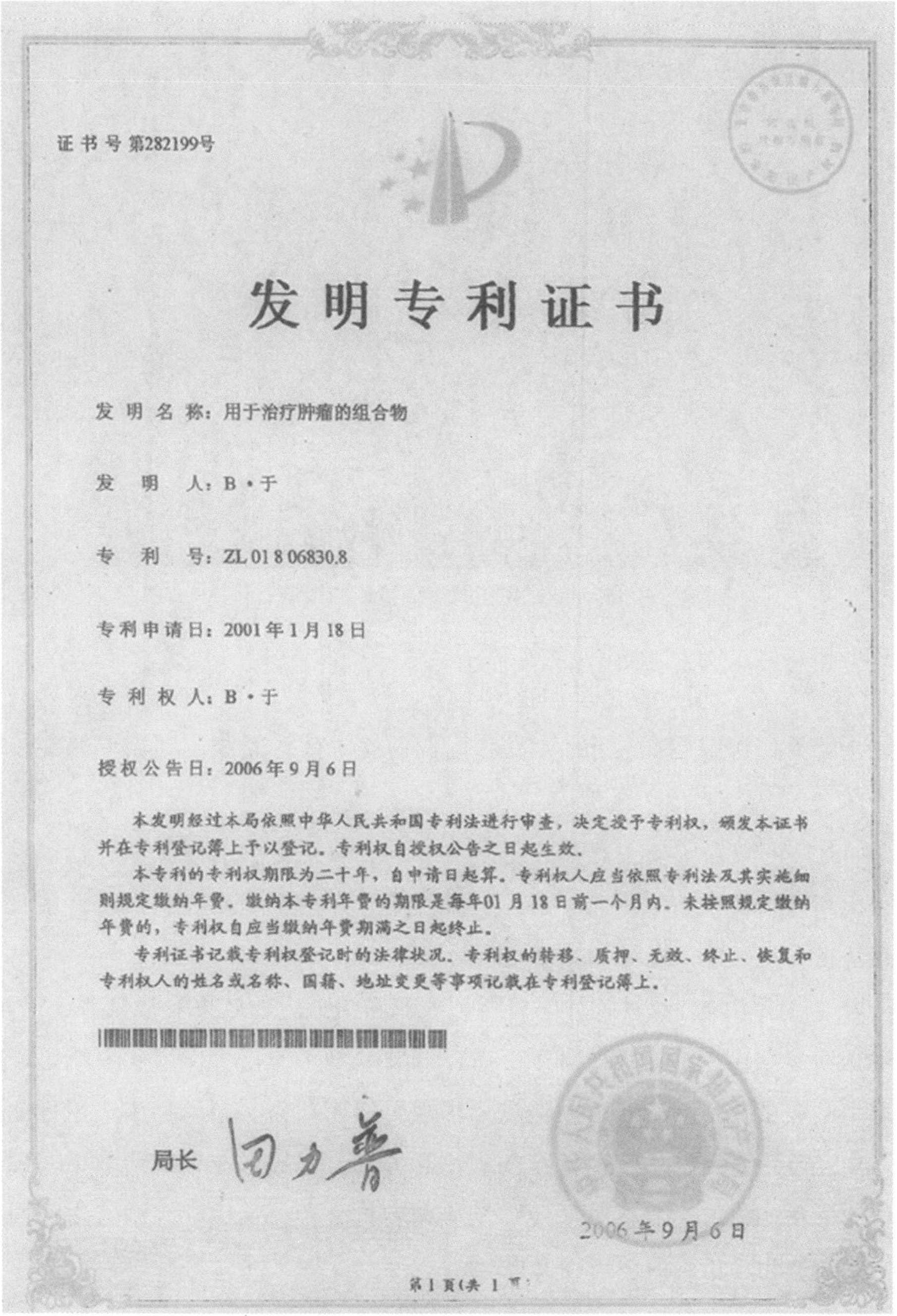

证书号 第282199号

发明专利证书

发 明 名 称：用于治疗肿瘤的组合物

发 明 人：B·于

专 利 号：ZL 01 8 06830.8

专利申请日：2001 年 1 月 18 日

专 利 权 人：B·于

授权公告日：2006 年 9 月 6 日

　　本发明经过本局依照中华人民共和国专利法进行审查，决定授予专利权，颁发本证书并在专利登记簿上予以登记。专利权自授权公告之日起生效。

　　本专利的专利权期限为二十年，自申请日起算。专利权人应当依照专利法及其实施细则规定缴纳年费。缴纳本专利年费的期限是每年 01 月 18 日前一个月内。未按照规定缴纳的年费的，专利权自应当缴纳年费期满之日起终止。

　　专利证书记载专利权登记时的法律状况。专利权的转移、质押、无效、终止、恢复和专利权人的姓名或名称、国籍、地址变更等事项记载在专利登记簿上。

局长 田力普

2006 年 9 月 6 日

第 1 页（共 1 页）

图 34　缓释库疗法中国专利证书

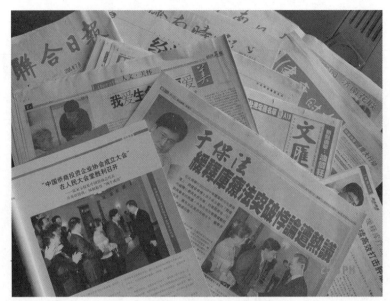

图 35　媒体对我抗癌事迹的报道

"保法治癌不用全身化疗，花钱不多，效果又好，简直神了！"这样一传十、十传百，医院门庭若市，120 张床位的病房区，其床位利用率始终没有低于 85%。

如此好的效果，促使我又开办了第二家、第三家肿瘤医院，我把医院开到了山东省城济南，又开到了北京。经过十几年的不断研究和探索，缓释库的疗法在不断改进，缓释库的疗效不断增加。

通过临床实践，经过统计学分析，我们在治疗上的效果非常显著，比如：与常规治疗相比，肺癌疗效翻了一番，胰腺癌翻了 5 倍多。但我不满足于既往取得的成就，不断创新，在经皮瘤内缓释用药动物实验和临床应用方面取得一定经验后，又引入免疫治疗的理论和方法，完成了在一次治疗中实现肿瘤快速灭活和诱导全身抗肿瘤免疫反应的有机融合，这比常规的经皮瘤内消融术的理论和实践又前进了一大步。

每次谈到我的治疗方法时，就会引得会场一片热议。

我回国后参加过多种会议，从全国人民代表大会、市政协会议、致公党的会议、中国生命关怀以及国内外各种的学术会议，到医院大大小小的会议，

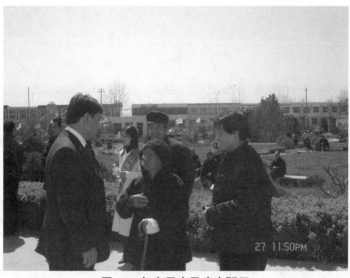

图 36 与东平农民病人聊天

Journal of Hepatocellular Carcinoma

Journal of Liver Research, Disorders & Therapy

ORIGINAL RESEARCH

Hapten-enhanced overall survival time in advanced hepatocellular carcinoma by ultra-minimum incision personalized intratumoral chemoimmunotherapy

Feng Gao

Purpose: To compare the therapeutic effects of ultra-minimum incision personalized intrat

Use of Hapten Combined Cytotoxic Drugs for Enhancing Therapeutic Effect in Advanced Stages of Pancreatic Cancer

Use of Hapten Combined Double Cytotoxic Drugs for Enhancing Survival Time in Large and Huge Hepatocellular Carcinoma with Comprehensive UMIPIC Therapy

Hapten-enhanced therapeutic effect in advanced stages of lung cancer by ultra-minimum incision personalized intratumoral chemoimmunotherapy therapy

影像引导经皮穿刺超微创精准个体化肿瘤内化学诱导免疫疗法治疗晚期胰腺癌的临床疗效

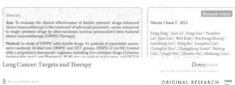

图 37 近年来发表缓释库疗法治疗癌症的论文

我已经适应了种种会议。会议上和会议下讲的大多是癌症的治疗，还会发生一些蹊跷的事。

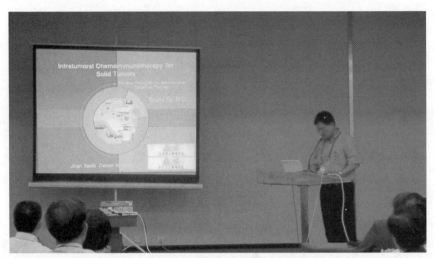

图 38　我在第四次世界癌症大会做报告

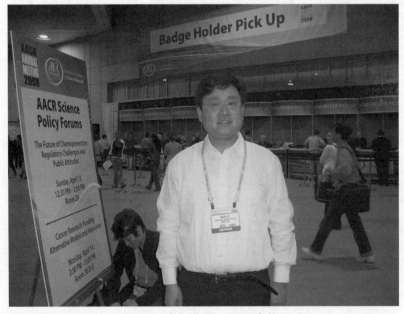

图 39　参加美国 AACR 会议

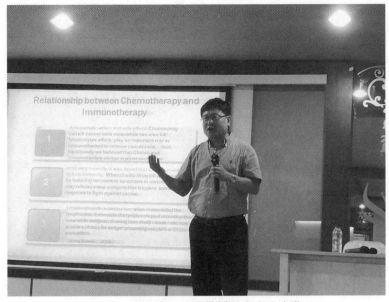

图 40　在印度尼西亚做缓释库疗法演讲

记得 2011 年 12 月我应邀去了美国，在新泽西北美华人年会上讲我的创业和发明。

那天下午，我的演讲超时了，但还是停不下来，台下的人翘首以盼，不断地有人提问题，一直讲到六点多。晚宴时，在通往餐厅的路上，很多人问这问那。餐后还有人随我到了宾馆，其中有个名叫 Philipps Qin 的人，对我的癌症治疗方法非常感兴趣，我们在宾馆里聊到了深夜。

时隔半年后，突然有一天，我接到从美国来的电话："还记得我吗？我是 Philipps Qin，曾听过你的讲座，我现在患癌了，胸腺癌，3 厘米了，于教授，我该怎么办啊？"

"只要你来中国，我一定给你治好。"

一个月后，他真来了，居然没带钱，他说保险公司答应他了，只要治疗有理有据有效果，可以考虑给他报销。既然来了，先治病要紧，我们留下他美国保险公司的保险卡号。经过 3 次缓释库的治疗，胸腺癌稳定了，免了一次大的开胸手术。

回到美国的 Philipps Qin，与保险公司经过了长达 6 个月的交流探讨，保

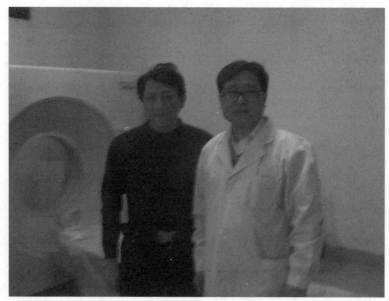

图 41　在我院接受治疗的 Philipps Qin

险公司通过查体，看到了他的胸腺癌已经缩小了，就报销了治疗费用，他把钱汇到了我的账号上。

2013 年，Philipps Qin 回来复查，又加强治疗了一次，疗效已经很好了。以下为 Phiipps Qin 写的对缓释库疗法的真实体验。

超微创开创革命性局部肿瘤及全身免疫治疗合为一体的新时代

It's a great pleasure and honor for me to write a preface for Dr. Baofa Yu's new book of interventional treatment of solid tumors with a optimized yet very effective injection of high density chemotherapy medicine directly into the tumors, avoiding the risky and painful traditional surgeries, even has advantages over minimum incision operations since an injection does not even cause a minimum incision, so as I call it an "Ultra Minimum Incision Treatment", which surely benefits many patients in all main aspects, initialized a new trend of revolutionary subtle therapy with fine tuned and controlled steps to achieve more, also avoiding the sensitive side effects usually introduced by the traditional oncologic surgical, chemo and radio therapies, as a big step forward in the history of medical science of human kind.

　　我很高兴和荣幸能为于保法教授的优化和高效的肿瘤内直接注射高浓度化疗药物的介入疗法的新书写个序言。这个方法能够避免传统手术的风险和痛苦，并且对于微创手术也有优势，因为这个方法连微创都不产生，所以我叫它"超微创"，一定能够在许多主要的方面造福很多的病患，以精细和可控的过程开创了一个新的革命性的精微医疗的方向，并且避免传统手术、化疗和放射疗法带来的副作用，在人类医学发展史上向前迈进了一大步。

I got to know Dr. Yu in a conference held in New Jersey State by North America Chinese Entrepreneur Association on December 3rd of 2011, while Dr. Yu gave an introduction to his specific therapy, afterward we had dinner together with better chance talking more about the possible conceptual and practical improvement of the new therapy, we discussed even more indepth late in his hotel till midnight. I was very impressed with the effectiveness and advantages Dr. Yu's new therapy offers to the patients, also was very pleased with his good personality as being very honest and sincere in discussing the pros and cons of various approaches of oncologic therapies with deep and broad comparisons. The reason I was so interested in Dr. Yu's interventional therapy is because I had deep interest in medical science areas treating challenging sicknesses including cancer, searching to find the revolutionary super effective therapies as the trend of the future. I made good friends with Dr. Yu since then.

　　我于 2011 年 12 月 3 日在美国新泽西州的北美华人创业协会举办的一个会议上认识了于教授，当时他介绍了他的独特疗法，在随后的晚宴上我们坐在同一桌，就有机会交谈更多有关他的新疗法的理念和临床及改进等各个方面，后来我们甚至到他入住的酒店交谈到半夜。我对于教授的新疗法能提供给病患的有效性和优越性印象深刻，并且对他在讨论各种治疗方法的优缺点比较时表现出的真诚的性格非常喜欢。之所以对于教授的独特介入疗法这么感兴趣，是因为我长期以来对具有挑战性的医学领域有很深的兴趣，一直在寻找革命性的优秀高效的代表未来发展方向的疗法。我和于教授自那以后就成了朋友。

This may not get into personal experience later if I was not detected of a small mass in the chest during a routine MRI scan I did in US after I got to know Dr. Yu. As a surprise and also a non-surprise since the number of people having tumors found is huge, anyway treatment is needed. I consulted with some oncologists all recommended surgeries, some for traditional, some for minimum incision. The doctors I saw are all in the most prominent hospitals in US and the whole world, including University of Pennsylvania in Philadelphia, Cornel University Hospital and Memorial Sloan-Kettering Hospital in New York City.

如果不是后来我在美国的一个核磁共振的例行检查中发现胸腔中有一个小块，于教授的疗法就不会成为我个人的体验。这对我是个惊吓，但也并不奇怪，因为有很多的人也被发现有肿瘤存在，不管怎么说治疗还是需要的。我咨询了一些医生，他们都推荐进行手术切除，有些推荐传统的方法，有些推荐微创手术。我看的都是美国甚至世界上最好的医院里的医生，包括费城的滨州大学医院，纽约的康奈尔大学医院和最好的肿瘤专科斯隆医院。

As a savvy in medical science myself, personally I do not like the idea of surgery for which I deem not very necessary in my situation, I would prefer a less impacting approach. So I called Dr. Yu and explained that I got a mass found in my chest, no biopsy pathological test is performed to determine if it's benign or malignant, though a blood test searching for a few typical tumor markers did not find anything. Dr. Yu recommended his tumor injection treatment to me, I gladly accepted the offer and went to his hospital in China from US right away with good understanding and consensus with his concept and practice. I have done a thorough research in US and concluded that there is no hospital or doctor offering the same type of interventional therapy in US under the strict control of FDA regulations and length processes of approving new treatments. The experience of Dr. Yu's treatments is a great pleasure, the whole operation takes less than 30 minutes in total including the preparation, not much more complex and painful than a flu shot! I was able to resume normal activities after resting on bed for a couple of hours, the impact is really ultra minimum, surely cannot be more as compared to any other treatments.

对于具有一定医学知识的我来说，我不喜欢手术的方案，因为我觉得对我的情况来说不是太有必要，我更愿意采用一个影响更小的方法。所以我给于教授打了个电话，解释我在胸腔发现有一个小块，还没有做病理检查来确定它是良性还是恶性，虽然做过血液检查，但并没有发现相关的肿瘤标识物。于教授推荐他的肿瘤注射疗法给我，我很高兴地接受了并很快从美国飞回中国来到他的医院，因为我对他的疗法的理念和临床都很理解和认同。我在美国做过透彻的研究，最后结论是在美国没有医院或医生提供与于教授同样的治疗，可能是美国医药管理局管得太严。于教授的治疗是一个很愉快的体验，整个手术过程包括准备工作不超过30分钟，比打一个流感预防针复杂不了多少。术后在床上休息一到两个小时后我就能完全恢复正常的活动，影响确实是非常的小，肯定不会比其他治疗方法更大。

Knowing the advantages of Dr. Yu's interventional therapy gives me better peace of mind, especially the super effective-ness with local high density of medicine inside the tumor at least dozens of times higher than traditional chemotherapy, plus the negligible side effect with much lower total dosage of medicine applied directly into the tumor as compared to the opposite in traditional chemotherapy killing too many healthy cells, also the killed tumor cells got circulated into the blood system can cause the human immune system to develop specific antibodies as a preventive and curing mechanism for the future. The advantages of Dr. Yu's therapy are phenomenal!

了解于教授的介入治疗方法的优点让我更加安心，特别是在肿瘤内部造成的高于传统化疗几十倍的药物浓度所产生的高效性，以及低得多的全身整体用药量避免了传统化疗过多用药杀死太多正常细胞的不良影响，并且被杀死的肿瘤细胞进入循环系统能诱导人体本身的免疫系统产生针对这种肿瘤细胞的特定抗体，来达到人体自身预防和治愈同样肿瘤细胞的功能。于教授的治疗方法的优点是很突出的！

As convinced by personal experience, I gained strong faith in this therapy, so have been encouraging Dr. Yu to expand the coverage of his extraordinary treatment to more areas including America, Europe and other countries where such treatment is not yet available. I was glad to be informed that Dr. Yu did get more patients from overseas to come to his hospitals in China, and the results are very positive and exciting! I have no doubt that Dr. Yu's innovative "Ultra-minimum Incision Treatment" of tumor injection interventional therapy has great advantages over most other therapies in treating solid tumors, to benefit more and more patients, and to lead the new trend of medical science development. This is surely a track leading to the ultimate complete control of tumors, one more light into the future of human civilization!

由亲身体验所证明的，我对于教授的疗法有很强的信心，所以就鼓励于教授将他的杰出的疗法推广到美洲、欧洲及其他地区的国家。我很高兴得知于教授已经帮助了一些海外的病患，结果也非常好且振奋人心！我认为于教授的创新式的"超微创"肿瘤注射介入疗法在治疗固体肿瘤上相比绝大多数其他的疗法具有极大的优势，将造福更多的患者，也将引领医学的发展。这也许能最终完全控制肿瘤，是人类文明发展的又一道亮光！

2012年3月3日，北京协和医学院的陆丽娜老师来电："保法，某副秘书长，正在济南90医院做640排的CT，今天下午他可能找您会诊，患肝癌已经一年了，现在肝区疼痛。"下午3点多钟，医院来了一些人，10多个，还有几个去病房参观。秘书长和我简单地寒暄了几句后直奔主题。我打开电脑，一五一十地汇报，讲解我的缓释库疗法发明、原理和疗效，这一行人中有几个可能是秘书长的保健医生，在仔细地听取我讲述的同时问这问那，提出的问题都很专业。

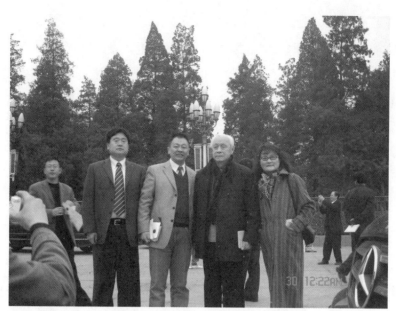

图 42　陆丽娜老师和顾方舟教授

突然，秘书长发问了："世界都没有攻克癌症，你真的攻克了？"

"领导，我也没有攻克癌症，只是进步了，我的疗法会更有疗效，而且副作用小。"

"公立肿瘤医院这么多，他们为什么就没有这种缓释库疗法？"

"这是我的发明，您看，这是我的专利书，我还没有机会把这一疗法传授给其他医院。"就这样，那一行人在我们医院考察了大约 2 个小时，临走时说，过些日子再来。

大约过了七八天，他真的来了，住在我们医院的三楼 12 号病房，是一个套间，由夫人陪着。

那一日聊了很多，我们之间交谈得很融洽。原来秘书长在患病后一年间，去过全国很多地方寻找治疗办法，他很明白，肝癌的手术效果不好，他目睹了他的好朋友肝癌术后很快死去，所以他既没做手术，也没做放化疗。我很理解，他为什么到处去探讨新的疗法，因为他明白，目前没有真正意义上的攻克癌症。有些医院大包大揽为病人做治疗，其后果呢，过度治疗只能人财两空；有些病人病急乱投医，四处奔波寻医问药，于是各种各样治癌的"神人"就有了市场和机会，如胡汉霖、张吾本，但是没有一个敢保证疗效，都是所谓的"调"，就像调制鸡尾酒一样，调好与否，无关紧要。

第二天我给秘书长做了肝部肿块的治疗，当天晚上肝部的疼痛就轻了，能在床上翻身了。次日还陪我们一起看了《黄河之子》，那是一部以我人生经历为题材创作的吕剧，当时他挺感动的。

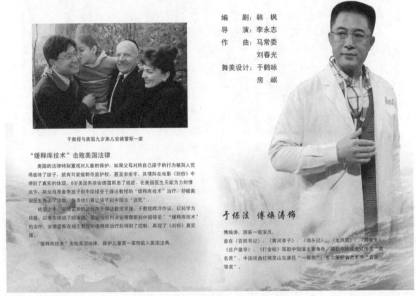

图 43　吕剧《黄河之子》海报

事后，秘书长曾对身边的人说过："于保法教授的缓释库疗法，解除了我的病痛，延长了我的生命。"如果当初他不去民间寻医问药，不耽误一年的时间，早来我们这里，早用我的疗法，那一定疗效会更好，这已经是后话了。

2013 年 4 月 16 日，北京生命领域年会邀请我讲座，主要讲缓释库胰腺癌的肿瘤内治疗。那一年，我们总结了临床治疗的病例，在治疗胰腺癌上有了很大的突破：一年的生存率提高到 87%，提高了 400%~800%。到会专家们很感兴趣，会上会下我和专家们做了进一步的探讨。

我们对于胰腺癌的研究的确是有很大进展的。2012 年 11 月 30 日，我的第三家医院——北京保法肿瘤医院开业后向全社会承诺：胰腺癌治疗无效不收钱。承诺了就要兑现，承诺就要有真本事，承诺疗效就要有自信，既然承诺了，我们就能做到。

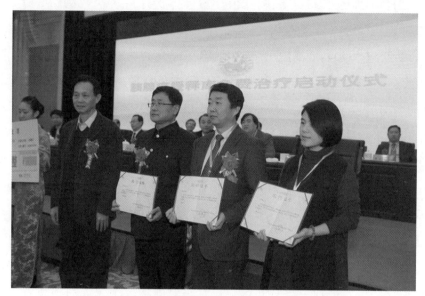

图 44 北京保法肿瘤医院胰腺癌救助项目启动仪式

我很崇拜牛顿那句传诵的名言，它诠释了科学大家的谦卑。"我自己看起来就像一个在海边嬉戏的孩子，不时地比别人找到一块更光滑的卵石或一只更美丽的贝壳而高兴，而在我面前的浩瀚的真理海洋，却还完全是一个谜"。

我就像是一个找到了美丽贝壳的人，我的治癌疗法——肿瘤介入化学免疫治疗法就是一只贝壳。

十几年来，肿瘤介入化学免疫治疗的疗效提高了很多，但我们还需要进一步的深入研究，在癌症这个领域里，我仅仅是比别人先走了一步，将癌症的治疗提高到一个新的水平。

我们曾研究了 645 例患者缓释库治疗前后免疫力变化情况，分析缓释库疗法对肿瘤患者免疫力变化的影响。645 例患者包括食管癌患者 250 例，肺癌患者 205 例，胃癌患者 46 例，肝癌患者 39 例，贲门癌患者 23 例，大肠癌患者 18 例，胰腺癌患者 13 例，乳腺癌患者 10 例，宫颈癌患者 9 例，肾癌患者 6 例，下咽癌患者 5 例，淋巴瘤患者 5 例，卵巢癌患者 5 例，胆囊癌患者 4

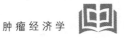

例，喉癌患者 3 例，恶性黑色素瘤患者 2 例，膀胱癌患者 1 例，扁桃体癌患者 1 例。645 例患者缓释库治疗前检测 CD3+T 细胞、CD4+T 细胞、CD8+T 细胞值及 CD4+T 细胞/CD8+T 细胞比值，缓释库治疗后再次检测 CD3+T 细胞、CD4+T 细胞、CD8+T 细胞值及 CD4+T 细胞/CD8+T 细胞比值。两者比较，如果 CD4+T 细胞、CD4+T 细胞/CD8+T 细胞比值升高均有统计学意义，说明缓释库治疗后患者免疫力增高。结果显示，代表免疫力增高的 CD4+T 细胞数量（治疗前平均值为 41.31，治疗后平均值为 45.70）、CD4+T 细胞/CD8+T 细胞比值（治疗前平均值为 1.92，治疗后平均值为 2.12）治疗前后均有升高并有统计学差异；代表免疫抑制的 CD8+T 细胞平均值略有升高（治疗前平均值为 26.20，治疗后平均值为 26.49），但无统计学差异。我们曾经对 349 例肝癌患者进行过研究，临床研究中，考虑到缓释库治疗过程中患者的肿瘤部位会产生炎症浸润和纤维组织增生，肿瘤大小短期内变化不明显，我们选取更具有实际意义的生存时间来比较免疫佐剂的影响。结果显示，在肝癌病例中，加用佐剂治疗的患者平均生存时间、中位生存时间均长于无佐剂的患者（分别为 10.28 个月/7.92 个月、6.40 个月/4.50 个月），且有统计学意义；加用佐剂治疗的患者 6 个月生存率、1 年生存率均高于未兑加佐剂的患者（分别为 55.66%/41.41%、30.77%/17.97%），且均有统计学意义。

通过我们对包括肝癌、肺癌、胰腺癌、乳腺癌、胃癌、食道癌、肠癌、甲状腺癌等 137 种肿瘤类型共 3892 例患者的分析显示，总受益率为 91.29%。我们也对肺癌、肝癌、胰腺癌进行了临床研究，2003 年，编者报道了采用经皮穿刺瘤内注射缓释药物的缓释库疗法治疗肺非小细胞肺癌取得成功，227 例非小细胞肺癌患者接受了缓释库疗法的治疗，1 年生存率为 61.93%。2013 年，编者报道了采用缓释库疗法治疗 586 例非小细胞肺癌的回顾性结果，结果显示 586 例非小细胞肺癌患者的 6 个月生存率为 81.74%，1 年、2 年和 3 年生存率分别为 63.48%、35.67% 和 19.28%。2014 年，编者对接受缓释库疗法治疗的 1067 例肺癌患者进行了回顾性分析，1067 例患者中 Ⅰ 期患者 33 例，Ⅱ 期患者 97 例，Ⅲ 期患者 408 例，Ⅳ 期患者 428 例，未分期患者为 101 例。结果治疗有效率为 29.52%，受益率为 89.69%。2007 年，编者曾报道了缓释库疗法治疗肝癌的疗效观察，对 276 例采用缓释库疗法治疗的中、晚期肝癌患者进行了分析，结果Ⅱ期患者 3 年生存率为 100%；Ⅲ期患者 1 年生存率为 58%，生存期最长者已达 3 年以上。治疗后患者一般情况好转，AFP 降低，肝功能改善，生活质量提高，无严重并发症发生。2003 年，报道了缓释库疗法治疗 33 例胰腺癌的疗效观察，33 例胰腺癌患者采用 B 超实时监测下将穿刺针刺入癌灶内，缓慢注入缓释液所溶抗癌药物。1 次治疗者 13 例，2 次治疗者 14 例，3 次、4 次治疗者各 2 例，5 次、6 次治疗者各 1 例。6 个月生存率为 88.89%，1 年生存率为 40.7%。2016 年报道了缓释库疗法治疗 30 例晚期胰腺癌的临床报道，其中男性 15 例，女性 15 例；年龄为 40~80 岁，平均年龄（60.03±9.65）岁，中位年龄 60 岁。肿瘤—淋巴结—转移（tumor-node-metastasis，TNM）分期Ⅲ期 3 例，Ⅳ期 27 例。糖尿病 9 例，高血压 6 例，有吸烟史 9 例，饮酒史 8 例。胰腺部位肿瘤平均直径为（4.88±1.49）厘米，之前接受过化疗 2 例，放化疗联合治疗 3 例，介入治疗 1 例，姑息手术治疗 1 例。肿瘤局部晚期 12 例，伴远处转移 18 例。30 例患者采用 UMIPIC 治疗后，PR3 例，SD 25 例，PD2 例，总有效率为 10.0%，总受益率为93.3%。30 例患者中位生存时间为 15.5 个月，平均（19.97±10.01）个月。6 个月生存率为 76.7%（23/30），1 年生存率为 56.7%（17/30），2 年生存率为 26.7%（8/30），5 年生存率为 6.7%（2/30）。本组患者治疗后，CD4+和 CD4+/CD8+升高，CD8+降低，差异均有统计学意义（均 P<0.05）。

5. 从最经济肿瘤治疗方式获益的患者节选

（1）用生命作序的美籍华人苏唐生。

1997 年 12 月，我不幸罹患肝癌。当即在美国洛杉矶著名肿瘤医院希望之城（City of Hope）进行手术治疗。一年后复发，肝内大范围转移。经该医院化疗半年后，肝内仍然有大大小小 10 个肿块。接着又做了一次肝动脉栓塞，情况并没有多少改善。至此，招数全用上了，依然山穷水尽已无路，死神还在我身边徘徊。

1999 年 6 月底某天，一位老乡打电话给我说："早两天我从报上看到一篇报道，介绍了一种称为'缓释库'的治癌新疗法。这种疗法的特点是直接把化疗药物注射到肿瘤中去，杀死癌细胞，据说近期有效率可达 90%。我保留了这份报纸，想给你送过来。"当晚我就去老乡家取回了这份报纸。第二天一早，我按报上的联系电话找到了于保法先生，询问有关情况，并相约见面。

1999 年 7 月 4 日是美国国庆节，我们一家开车从洛杉矶去圣地亚哥会见于保法先生。他也放弃休假从家里赶来与我们会面。第一次相见，没想到他还这么年轻。他是那种典型的北方大汉，大块头，四方脸，大眼睛，谦和而不失热情。在一间简陋的办公室坐定之后，他详细地向我们一家介绍他的治疗方法。当他看过我的计算机断层扫描（CT）片子后说道："您的病我们可以治，我的方法治肝内肿瘤效果最理想。"妻女脸上露出了欣喜的笑容，我心里也感到宽慰许多。他还说："我在中国刚刚开了一家医院，治疗效果完全一样。只是医院尚在建设之中，生活条件差一些，不知您是否能适应。"我说："只要能治好病，其他都不重要。"

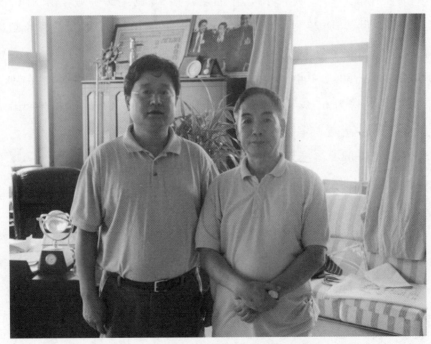

图 45　苏唐生在中国治疗期间与我合影

1999 年 9 月 22 日傍晚，我来到东平县泰美宝法肿瘤医院。医院坐落在郊区一条新修的六车道水泥路边，路两旁没几栋像样的建筑物，没有人行道，也没有路灯。天已黑尽，拖拉机来往穿梭，发出震耳的"突突"声，路人闻声让道，因为它们一律不开前车大灯。偶尔也有小轿车和出租车驶过，一束昏黄的灯柱穿过飞扬的尘土，给夜空带来一线光明。下了出租车，我拖着旅行箱快步朝医院大门走去，开始了我的"求生之旅"。

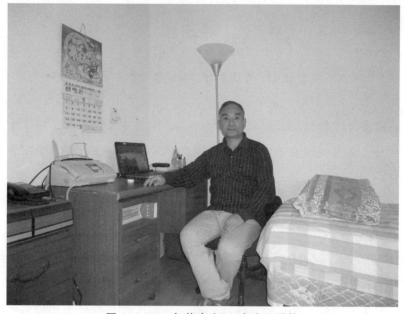

图 46　2013 年苏唐生 70 岁生日照片

因为治疗之后的几天是不能洗澡的，刚入院的我趁天气晴暖，吃过午饭立即拿着脸盆直奔澡堂。临时澡堂设在锅炉房隔壁，但不由锅炉房供热水，用的是屋顶上的太阳能热水器。澡堂只有中午和傍晚开放一小时，大部分时间水温很低，因为这里的太阳被雾霾笼罩着，水无法加热。我走进澡堂，3 个生锈的水龙头一字排开，中间没有隔断，一个赤条条的汉子，正在用洗衣粉擦身子。我顾不了许多，赶紧脱光衣服站在水龙头下。刚洗了一半，有人在外面喊我的名字，并说："于院长叫你赶快去治疗室。""马上就来！"我边擦身子边大声喊道。

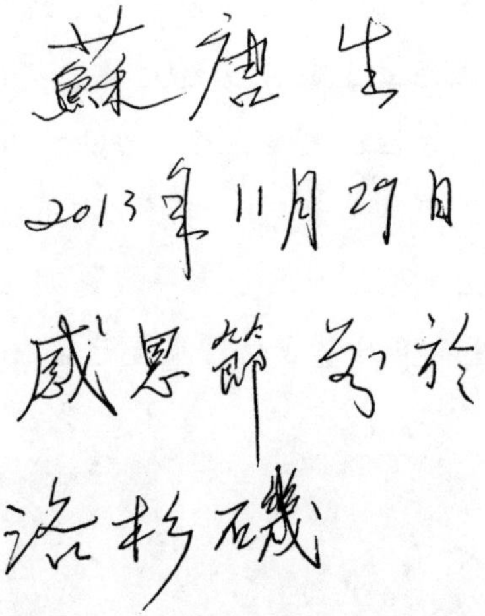

苏唐生
2013年11月29日
感恩节写於
洛杉矶

图 47 苏唐生 2013 年感恩节签名

　　当我满头大汗匆匆忙忙赶到治疗室时，房间里站了许多人。除了于保法和马副院长外，还有几位护士，超声（B 超）机前坐着一位医师。于保法从护士手中接过一个白布包，取出一根长约 10 厘米的钢针，眼睛盯着超声（B 超）机屏幕。马副院长手持一支注射器，也注视着超声（B 超）机屏幕。专做超声（B 超）的那位女医师将探头压在我的右上腹某个部位，然后用指甲掐了个印记，对于保法说："从这里进针。"马副院长立刻对我说："我现在给你打麻药。"注射麻药后，于保法将针扎进我的右上腹，眼睛紧盯着屏幕。此时，护士手持一根直径约 2.5 厘米的高压注射器，来到床边。我从盖在脸上的纱布下面，看到针管里装有小半筒黄褐色药液。于保法将注射器上的胶管接在钢针尾部的接头上，说声"进药"，那护士立刻旋转注射器开关，肝里一阵胀痛袭来。随着药水不断进入肿块，疼痛逐渐加剧，我忍着没哼出声来。接着又轻微地胀痛了几次，前后持续了五六分钟。"行了。"于保法说。"这么快就完结了吗？"我不相信这就结束了，接着又问道："真的完了吗？"大家都笑着看我。

　　这次治疗给一大四小共 5 个肿块注射了药物。做完第一次治疗，并无不良反应。一不发烧，二不呕吐，而发烧呕吐是患者治疗后最常见的不良反应，有的病人要持续好几天。此后接着又做了两次"缓释库"治疗，至此，检查出来的 10 个肿块全部注射了药物。

离开医院时，已近10月，天气晴和，阳光明媚，我庆幸自己从死亡阴影中逃过了一劫。时光荏苒，14个年头过去了，10个肿块全部坏死消失。本人年过古稀，依然健在。

美国医疗水平世界第一，但在癌症治疗上了无创新，乏善可陈，几十年一贯制老套路，就像程咬金的"三板斧"。和于保法的治癌新理念及"缓释库疗法"相比，不知落后多少年。除了一声叹息，我还能说什么呢？

（2）协和老师的肝肿瘤也是接受的我的缓释库疗法。

10年前，我被确诊为肝肿瘤。根据我的认知，我没有选择常规的手术、化疗、放疗。由于工作关系，我曾多次和许多专家一起到济南保法肿瘤医院、泰美宝法肿瘤医院考察。从各地前来就医的病人身上，从医生护士和管理人员的工作和言谈举止中，我对"缓释库疗法"充满信心，对医护人员的敬业精神，尤其钦佩。最后决定尝试于保法教授的"缓释库疗法"，我做了三次治疗，肝部8.9厘米×5.4厘米的实性占位得到了有效的控制。这种新的抗癌疗法具有许多优点：毒副作用小，消灭癌细胞快，患者花钱少，治疗的肿瘤类型多，而且对早、中、晚期肿瘤都有疗效，这是非常难得的。经过治疗，我得以安全地"带瘤生存"。作为一个年逾古稀的老人，年轻时又受过严重的战伤，能够维持现在这个状态，正常生活，正常工作，应该感谢于院长的创新技术和精心治疗！

我作为一个从事生命文化研究的学者，很为于院长的医疗理念、医疗实践以及保法肿瘤医院的病人们战胜疾病的毅力所感动。而最使我感动的，是他们对生命的关怀和热爱。生命文化的第一要义，是关爱生命，医疗是生命文化最重要的实践领域之一。

"缓释库疗法"的发明，源自对"完整意义上的人"的关爱。传统的手术治疗，是一项重大的发明创造，救治了无数病人。可是，"发现一处肿瘤就割掉一个局部或一个器官，这个人还是完整意义上的人吗？这些病人已经变成生理和心理受到极大伤害的'残疾人'。"正是怀着这样的忧思，于保法教授

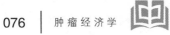

才孜孜以求，最终发明了"缓释库疗法"这个无须动刀子的新技术。

治疗过程中，医生们为病人考虑得十分周到，手法是那样轻柔，宁可自己劳神费力，也要尽可能减轻病人痛苦，这同样源自对病人生命的关爱。而病人尤其是那些危重病人，之所以能够顽强地挺过一个又一个难关，奋力地从死亡线上逃回来，同样是源于对生命的热爱。

我相信，于保法教授的自传，不仅可以帮助肿瘤患者找到更加安全可靠的治疗方法，而且可以在弘扬生命文化方面，发挥重要的教化作用。

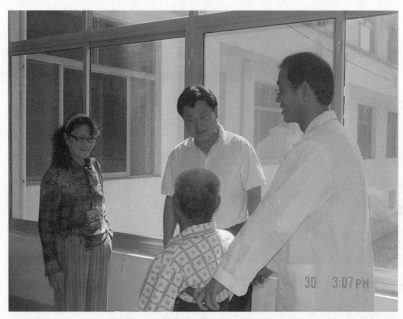

图 48　陆莉娜老师与在院患者交流

（3）真实版刮痧——我的缓释库疗法击败美国法律。

有一部著名电影名叫《刮痧》。故事梗概简单到可以用一百个汉字就能够叙述殆尽：

许大同来美国八年了，与太太简宁、儿子丹尼斯一起过着幸福的生活，许大同将孤身一人的老父亲从北京接到美国来团聚。一天，5 岁的丹尼斯闹肚子发烧，在家的爷爷因为看不懂药品上的英文说明，便用中国广泛流传的刮痧疗法给丹尼斯治了病。第二天晚上，小丹尼斯因磕破头去医院急诊，美国大夫在给孩子做全面检查的时候，发现了孩子后背上刮痧时留下的紫痕，以为孩子是受到了虐待，打电话报了警。儿童保护中心更是认定许大同有暴力倾向，在医院当场禁止大同夫妇接近儿子。大同无法证明"刮痧"是疗法而不是虐待，法官宣布剥夺许大同的监护权，不准他与儿子见面。律师昆兰走进一家中医诊所，亲身体验了中国的古老医术"刮痧"，并且了解到其治疗的机理，昆兰找到了儿童保护中心的主任，当晚，两人一同去恳求法官破例取消对许大同的禁制令……

这就是让中国人百思不得其解的美国法律。理智到了冰冷的地步，好像是绝对的公正却是那么的不近人情，把儿童的权利放到了至高无上的地步却忘记了儿童最需要的是爱和亲情。这样的法律与中国人的文化根性是格格不入的，于是，就要产生碰撞，就要产生故事，也许，《刮痧》纯粹是电影人虚构的，但是，他们的虚构绝非是空穴来风。这不，绝对虚构的电影还在热播，绝对真实的《刮痧》生活版就出来了。

不过，生活版《刮痧》故事中的拯救者不是美国律师昆兰，而是来自中国的我和我的缓释库疗法。

安德雷斯出生于南美洲的厄瓜多尔，1997年，母亲内莉同美国佛罗里达的山姆·科兰相爱并结婚，安德雷斯随母亲来到佛罗里达州的奥兰多生活。山姆从事经纪人工作，同时还经营着一家自己的酒店，生活富足。小安德雷斯在父母的呵护下过着无忧无虑的生活。

可是万万没有想到，噩运让这个幸福的家庭措手不及：1998年初，安德雷斯患上了急性淋巴性白血病，一病不起……在此后的两年半时间里，山姆夫妇拼全力挽留着儿子的生命。

或许是他们的爱感动了上苍，或许是大剂量的化疗起了作用，小安德雷斯的病情终于得到了控制。山姆夫妇会心地笑了。

噩运好像跟山姆夫妇过不去似的，没容他们喘口气，5个月后，白血病又侵入睾丸，安德雷斯患上了睾丸癌，再次入院治疗。

经过会诊，医生建议切掉安德雷斯的睾丸。

听到这个消息，山姆夫妇一下子懵了：如果按医生的治疗方案做，就意味着安德雷斯将永远变成一个废人，长大懂事后，他将怎样面对这个世界，将怎样面对社会的歧视和心灵的煎熬！

考虑再三，山姆夫妇一口否决了这一治疗方案。

医生一脸的无奈，说那只能用常规的化疗方法对病情进行控制，但因安德雷斯的癌症是白血病入侵所致，在用药上，得是常规剂量的两倍，否则根本起不到治疗效果。医生最后强硬地说："不切除睾丸可以，但大剂量化疗你们必须配合，没有一点商量的余地！"

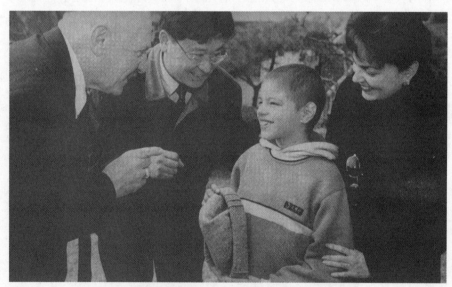

图 49　安德雷斯在中国病情得到控制，露出了笑容

万般无奈之下，山姆夫妇只能点头同意。

但他们是不甘心的，在对白血病进行化疗时，安德雷斯的身体已经非常虚弱，现在刚刚有点好转，又要进行超大剂量的化疗，他们担心安德雷斯会吃不消。再者，在医学技术比较发达的今天，他们总觉得会有一种比化疗更好的治疗方法，只是自己不知道而已。

于是，心急如焚的山姆夫妇一方面勉强"配合"医生的化疗，另一方面四处求医问药，打听会不会有一种更好的治疗方法。

功夫不负有心人。2000年末，山姆·科兰给同样做经纪人的朋友Stainly打电话时，说出儿子安德雷斯患上了睾丸癌。

听完山姆的苦恼，Stainly却在电话那头舒了口气，他说：别着急山姆，这不是太难的事，我这儿就有一个更好的治疗方法……你知道我得的就是睾丸癌，也曾被化疗折磨过，可是我现在的病情得到了有效控制。你知道我在哪儿治疗的吗？在中国的东平泰美宝法医院，开办这家医院的是中国留学生于保法教授，他发明了"缓释库疗法"，非常管用，我刚从那儿回来。

Stainly极力推荐山姆夫妇带孩子去中国治病。

得到这一消息，山姆夫妇如获至宝，他们继续打听有关于保法教授的各种消息，还从网上搜集了大量关于"缓释库疗法"的资料，越了解信心越足。2001年7月，他们辗转同于保法取得了联系。

听完山姆夫妇对病情的介绍，于保法说："像这样的情况，你们在美国治疗也是可以的，但将来的副作用会很大，而我们的'缓释库疗法'是没有副作用的，并且效果会更好，我个人欢迎你们带孩子来中国治疗，我会尽全力。"

山姆夫妇大受鼓舞，立马找到给安德雷斯治疗的医生，兴冲冲地说他们找到了一个更好的治疗方法，要带安德雷斯去中国治疗。

"你说什么？去中国治疗？"美国医生吃惊地盯着山姆夫妇。

"是的，我们决定去中国。"

"你们疯了？"医生从惊愕中回过神来。"去中国治疗！太荒唐了。这无疑是让安德雷斯去中国送死！中国太落后了，不仅治疗不标准，而且还歧视儿童！"

像我们20世纪六七十年代出生的这一拨人，打小听着"戏匣子"（收音机），看着黑白电影长大；随着改革开放，一下子生活进了"杂乱"的世界里，内心本来就充满了矛盾，觉得越来越不了解眼前的世界了。而对大洋彼岸的美国，无论是意识还是心态，却始终认为很了解了，并固执地认为，我们既已了解了他们，他们也同样了解了我们。

其实不然。

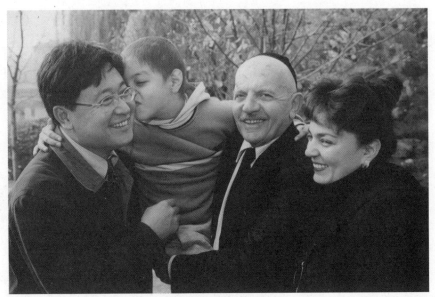

图 50 我与美国九岁患儿安德雷斯一家

中国曾经一度落后过。落后，就容易被忽略，以至于偶然再想起或提及你时，他仍然认为你是老样子。

这就难怪美国医生对山姆·科兰夫妇的想法表示不可思议了。

而此刻的山姆夫妇已经完全相信只有于保法才能救自己的儿子，他们试图用 Stainly 这一有力例证来说服医生，没想到却把美国医生惹怒了，大声嚷嚷道："安德雷斯的这种情况只有美国能治，其他国家都治不了……如果你们还不改变自己的想法，执意要带安德雷斯去中国，我就告你们漠视法律，漠视儿童的生命安全……"

山姆夫妇茫然了。

在美国的法律中，儿童的权益是被列在首位加以重点保护的，即使是生身父母，如果在某些行为上让美国社工觉得家长虐待了儿童，律师就会要求法官剥夺父母的监护权，父母甚至会有坐牢的危险。正如电影《刮痧》那样，美国的法律在中国人看来是不近人情的，但山姆夫妇却知道它的厉害。所以，在医生的恫吓下，他们只能勉强同意继续进行放、化疗治疗。

表面上同意，但内心却不甘于如此下去，这期间，山姆夫妇更加频繁地通过电话和 E-mail 跟于保法联系，介绍安德雷斯的最新病情。他们想慢慢地说服美国医生之后，一定来中国给安德雷斯看病。

2001 年 7 月 7 日，对安德雷斯的新的一轮化疗开始后，安德雷斯出现了严重的副作用症状：全身雪白的肌肤变成了黄色，脱发、恶心、乏力，吃什么吐什么，并经常持续腹痛。到 21 日，安德雷斯的头发几乎全部脱光了，身体虚弱得也无法再下床活动，但天生活泼的安德雷斯还是时不时挣扎着想起身活动，调动身体全部的积蓄和病魔做着顽强的斗争。山姆夫妇心痛如割，再这样治下去，非把安德雷斯治死不可呀！山姆再也等不下去了，他找到医生，脸憋得通红："化疗我们不做了。我决定带安德雷斯去中国找于教授治疗，即使你告我我也不怕，我决定了！"

这一天，山姆夫妇强行把安德雷斯从医院带回了家，并开始申请办理签证，又做来中国的准备。

也就是在这个时候，意想不到的事情发生了。

8 月 1 日下午 1 时许，山姆夫妇正在家里打点行装，忽然有人敲门，山姆打开房门，不由惊呆了：门口站着一名黑人警察和两名社工！警察带着枪、手铐，后面停着 3 辆警车。

山姆懵了，赶紧问警察发生了什么事？是不是敲错了门？

警察证实他就是山姆·科兰之后，对他说："我们是来看安德雷斯的，我们要检查一下孩子身体上有没有被虐待的痕迹……"

原来，就在山姆夫妇将安德雷斯带出医院之后，那位医生就写了一封上诉信，告山姆夫妇虐待儿童，放弃美国传统的治疗，而去中国找所谓的"于教授"和其他疗法。

在美国，凡涉及妇女及孩子的事情都是大事情，有专门的机构监督和管理，只要这些机构开始怀疑你对孩子的待遇，那么你就成了他们监督和检查的对象，你给孩子吃的用的东西，你平时对孩子的行为和态度等都将在他们的监控之中。这时候，只要你的行为举止有一点让他们觉得过分了，你就将失去对孩子的监护权。

面对警察，山姆方寸大乱，硬着头皮回答询问。警察问得很仔细，包括给安德雷斯停止化疗后做了些什么，为什么要停止化疗等，并几次要求进屋看看安德雷斯是否安然无恙。山姆一直堵在门口，不让他们进门，说安德雷斯很好，他们知道该怎么做，请警察放心。

这样僵持了 45 分钟之后，见警察还不走，山姆就问："你们是不是想把安德雷斯带走？"

"是的，我们要继续给安德雷斯进行治疗。"警察面无表情。

山姆的口气也强硬起来："你们要是想带走孩子，只带一支枪来是不行的，我请你们走开！"

警察也不示弱："OK、OK！我们一个小时之后再回来。"意思是他们会带更多的人和更多的枪来，一定要把孩子带走。

警察一走，山姆就招呼妻子内莉："你快带上安德雷斯走，我在这里等他们，要快！"

事情来得太突然，内莉更是乱了阵脚，匆匆将安德雷斯抱上汽车，驶出家门之后却一点主意也没有了，又打电话给山姆："山姆，我该往哪儿走呀？"

"别管往哪儿走，先上路再说。"山姆唯恐他们母子会被警察发现，一心想让他们抓紧离开。

一个小时之后，警察并没有回来。又过了一个小时，电话铃响了，一个冷冰冰的声音说："明天（8 月 2 日）下午 1 点半法庭举行听证会，你们一家都要出庭！"

这时的山姆·科兰反而冷静下来，他想：如果再叫妻子和孩子一块儿出庭，孩子就有被带走进行强制化疗的可能，那样一切的努力都将前功尽弃。将心一横，又打电话给已经在朋友家住下的妻子："不要回来，我自己出庭。"

长夜难眠，山姆陷入长时间的苦恼，打官司从来就不是件容易的事儿，但是山姆已经没有了退路了。同时，他对赢得官司还抱有很大的希望，因为自己的朋友 Stainly 已经在中国取得了很好的治疗效果，有先例，并且不仅仅是他一个人，网上还有一些。他明白那位医生为什么会告他，因为他剥夺了医生一次挣钱的机会，化疗就意味着他要付给医生无数的金钱。

这里需要说明的是，美国的医疗体制和中国是大不相同的。我们都知道，我国现行的医疗体制主要是以救死扶伤、服务大众为目的，而美国却恰恰相反，它不是服务机构，而是纯商业机构，是以营利为目的的。所以，在美国，医生的收入都特别高，而美国人得点儿大病，如果没有足够的家底儿，是治不起的，除非你有医疗保险。

8月2日早上6点，山姆·科兰就跑到律师楼雇了一名高级律师。在向律师陈述完事实和自己的观点之后，律师很无奈地摇摇头，说这次听证会他胜诉的希望并不大。这是因为，第一，在观念上没有几个美国人会相信中国的治疗能超过美国；第二，在法律上也没有可以援引的案例支持——美国的法律不是单纯地以法律条文解释法律，而是根据前面已经发生的、某一方面的具体案例，作为参照物来影响以后的案件。更棘手的是，这件事关系到儿童，这可是非同小可的事情啊！

为难归为难，律师还是和山姆一起上了法庭。

听证会上，那位医生非常激动，她指控山姆夫妇不给孩子进行正规治疗，是虐待儿童，申请法庭剥夺山姆夫妇对孩子的监护权，将孩子交由社区少年儿童保护中心监护，并继续进行化疗。

"那么继续进行化疗能给孩子多大的生存机会？"山姆的律师一针见血。

"有50%的生存机会。"医生回答。

律师步步紧逼："能生存多长时间？"

医生一时无语。在这之前，山姆也曾经无数次地这样问过医生，医生也只是告诉他"有50%的生存机会"，但至于生存多长时间，却从没有说过。在律师的再三追问下，医生才如实地说："50%的概率能存活5年！"

"50%的概率能存活5年！那你为什么不让我们去中国治疗呢？于教授那儿的生存概率是91%，存活时间也更长久。"

"证据呢？我不相信。"

是的，时间太仓促，山姆根本拿不出足够的证据来证明这一点。他和律师无言以对。

法庭最后裁定：限山姆·科兰夫妇在8月19日之前，将安德雷斯交由社区少年儿童保护中心监护，并继续接受化疗。不过，法庭还是给了山姆一个准备证据的机会：8月15日正式开庭审理此案。

采访山姆时，说起这一段，他的语气还是急急的，他说，我对美国这个法律充满着恨。

我忍不住直笑，他却笑不出来。

那一刻，我觉得山姆就像中国的那个武松，喝了三碗酒，提着哨棒，跌跌撞撞奔向景阳冈，本想寻着老虎表现一下自己的身手，没想到，一个跟头接着一个跟头，低头看去，都是自己人设下的套。

我再也笑不出来。

山姆说："那一段是我压力最大的时候。半夜醒来，脑子里就两个字儿，官司。我感觉已经被推到了悬崖边上。"

山姆说如果输掉这场官司，他们要么只有把孩子交出去，化疗两三个月以后死掉；要么就永远放弃在奥兰多的财产和生活，一家人远走他乡。

恰恰在这个时候，美国移民局又通知内莉，9月10日去做公民面试——因为内莉是从南美洲的厄瓜多尔移民来美国的。

山姆·科兰真有些叫天天不应，叫地地不灵了。

人生充满了神秘：生存与死亡，梦境与现实，机遇与命运，以及预言的实现，奇迹的发生，灵魂的显示等，无不令人惊异。但这些都是因为人的主观所不可测才显得神秘，它们与人本身好像总是隔得那么遥远。另一种神秘就非常的实际，与每一个人都是那么的贴近，却仍然使人惊异，这就是缘分。

人这一辈子，有些缘分仿佛是天生注定的，安德雷斯和于保法就是这样。

熬过了听证会之后一两天惶惑不安的日子，山姆对赢得官司几乎不抱一点希望了，夫妇两人开始做逃走的准备——决定抛弃家产，忍痛离开佛罗里达。这时候，他的律师对他说："我们不是没有胜诉的希望，而唯一、唯一、唯一的希望，就是于保法教授出庭作证。"

就像溺水的人抓住了一根救命稻草，山姆的眼睛一亮："真的吗？如果是那样，我们请于保法教授出庭作证。"

"可是他远在中国，能来吗？"律师表示怀疑。

山姆心里也没有底。于保法这时候远在中国的东平，同自己又素昧平生，他肯帮这个忙吗？

可只有于保法才能给他提供一个赢得案子的机会，才能救自己的孩子。

"让我想想……不管用什么办法，我一定要把于教授请来。"山姆大有背水一战的架势。

又经过一夜深思熟虑之后，山姆终于又想出了一条妙计。

第二天上午，山姆怀着忐忑不安的心情，拨通了于保法的手机。

他先是客套了一番，介绍了一下安德雷斯的病情，末了，才说："于教授，安德雷斯的情况已经很糟了，我们决定终止化疗，您能来美国给安德雷斯进行会诊吗？"

于保法没有想到山姆会请他去会诊。远渡重洋，赴美国会诊，他有些犹豫，说："如果你们决定来中国治疗，直接来就行，根据你介绍的病情，安德雷斯在我们这儿是可以得到很好的治疗的，一点儿问题都没有。"

"于教授，对安德雷斯的病情，您毕竟只是听了我的介绍，并没有亲自诊断过，我们还是想请您来。"山姆语音急促、恳切。

丢下手头一大摊子事儿，飞到美国，实为不易，于保法还是迟迟疑疑的。

见于保法还有顾虑，山姆接着说："如果这样继续化疗下去，再过两三个月，安德雷斯就会死掉的……于教授，我们相信只有您才能救安德雷斯的生命。可是您如果不来会诊，又怎么知道能不能用'缓释库疗法'治疗呢？"

山姆·科兰的信任和诚意，医生拯救生命的良心——于保法再也没法推辞，最后答应了山姆的邀请，说会尽快办理机票，尽快起程。

山姆激动不已，挂电话之前，还不忘补充道："安德雷斯已生命垂危，请于教授快来美国，要快。"

2001 年 8 月 7 日，于保法飞到美国，住进了山姆家。

到山姆家的第一件事就是给安德雷斯做常规检查。经过初步诊断，于保法明确地告诉山姆夫妇："孩子的病并没有你们想象的那么糟，用'缓释库疗法'完全能控制住病情。"

山姆夫妇一听，大喜过望，除了盛情款待于保法之外，还和他讨论给安德雷斯做治疗的一些事情。而他们的内心，却矛盾着。

对于于保法的古道热肠，山姆夫妇的确钦佩不已，但他们请他来的真正目的并不是会诊，该怎么和他解释呢，会不会吓着他？

也真难为山姆夫妇了。把人家从远隔重洋的东方"骗来"，是为了给自己的官司出庭作证，是为了给自己的孩子争取生存的权利，照理说可以理解，可以原谅。但不管他们有多少理由，他们毕竟是把人给"骗来"的，自己先少了一份底气，磨磨蹭蹭一次次想说清楚，可话到嘴边又咽了回去。

直到晚上 10 点多钟，山姆才拿出一份资料交给于保法，然后吞吞吐吐地说："于教授……我想……我想请您明天早上和我一块儿去看个律师……"

于保法心里一惊：怎么还要看律师呢？

一头雾水的于保法直直地盯着山姆，问，"怎么回事？"

山姆还是讷讷地说："于教授……对不起……您看看就明白了……"

这是一份第一次开庭时的文件，里边详细记录了双方的言证，并多次提到于保法和中国的东平。

于保法终于明白了山姆夫妇请他来的真正目的："那你们为什么不事先告诉我，我好有个心理准备呢？"

山姆非常尴尬："我……事情发展得太快了，简直像一场噩梦。我当时这样做是怕吓着您，怕您知道实情后不来了。对不起，我们真的不想伤害到您，因为只有您才能救我们的孩子！"

于保法还是懵懵的，虽然他在美国呆了那么多年，但毕竟对美国的法律还不够了解。再者，在美国做医学研究时，他就目睹过家长和医生因医疗纠纷败诉的事情。

那是一起再简单不过的医疗纠纷了，一名儿童患者在治疗过程当中，医生建议输血治疗，家长要求抽自己的血给孩子，医生不同意，说医院血库有标准的血；家长更不同意，理由是他们对血液的质量不放心——很多病例就是这样，输了血库的血，这个病是好了，却又感染上了别的病。家长说不抽自己的血给孩子输，就停止治疗。双方争执不下，产生纠纷，诉至法庭，结果家长败诉。

拿着法庭听证会的结果文件，于保法良久没有出声。

双方一时间都沉默无语，不知该如何应付此事。

一切来得太突然，突然得让于保法始料不及，突然得让他连思考的余地都没有。

对于保法来说，这实实在在是一个让他难以承受的请求。

这绝不是一个一般的选择，更不是一个跟自己毫无关系的选择。

这也不是一件例行公事或者一个例行治疗，然后只需治疗、只需等待就足够了。处理好了病人感激你；处理不好病人批评你；处理坏了病人受痛苦、惩处你。

这件事与例行治疗有着本质的不同，有着根本的区别。

何况这件事情的后果将是不可估计的，等待着的结局也一样是不堪设想的。于保法连想都不敢想，一想就让他心慌意乱、六神无主。

因为他面对的是强大的美国法律。

于保法的顾虑不是没有道理的。关于法律制度，18世纪，法国人孟德斯鸠就曾提出过地理因素说。也就是说，法律和地球纬度、地貌、冷热以及人种有关系。比如热带地区的法律为什么允许早婚和一夫多妻，是因为热带地区的人和热带植物一样长得快、熟得早。同时，热带和亚热带国家盛行严刑峻法，就是因为那里的酷热容易使人暴躁和不理智。到了温带和寒带，法律也随之宽和起来。

这些说法不可全信，却可以借鉴。中国和美国毕竟是两个不同种族和地理位置的国家。于保法自知自己不是救世主，对美国的适用法律必须尊重。同时他也明白，如果他立刻接受山姆夫妇的请求，就必须事先懂得遵守规则，学会扮演角色，履行职责。

事后于保法说："当时我是特别紧张的。因为你首先必须适应规则，而这些规则我到目前还不很清楚。"如果把这场官司比作一场战争的话，山姆夫妇就把于保法推到了阵地的最前沿。上，就意味着自己必须和并不熟悉的美国法律进行一场近距离肉搏；撤，又意味着将眼睁睁地放弃了安德雷斯的生存希望甚至山姆一家的生活希望……

既然已经来到了奥兰多，撤，只能算是下下策了。

2001 年 8 月 8 日上午，于保法随山姆·科兰一起去见了律师。

律师非常恳切地请求于保法出庭作证。他说："现在的情况对科兰夫妇极为不利，因为我们没有证据。如果您不出庭作证，这次开庭是毫无意义的，科兰夫妇肯定会输掉官司。"

于保法没有立刻答应他们："允许我考虑一天……因为怎么才能帮你们赢这场官司我心里还没有数。"

从律师楼出来，于保法就开始想：我在中国治疗了这么多癌症病人，像安德雷斯这样的病我也治过，也治疗过数十名美国病人。这些例子足以能够说服法官相信我们，并且我的治疗并不是纯中医的，而是在中西医的基础上，用整合医学发展而成的"缓释库疗法"。我为什么不去试试呢。

事隔一天，于保法答应了山姆夫妇的请求，出庭辩护。当时，山姆激动得直搓手，而内莉已经是热泪盈眶。

按照律师的要求，于保法立即写了一个治疗方案，转交给了法庭。

一切准备就绪之后，就等着 15 日开庭。

说于保法不紧张是不可能的，因为民族文化的差异，想用一个通俗的形式表达一种复杂的理念给另一个民族，并不像说起来那么简单。首先，做法和想法就有着天然的差异，实施者无意中又衰减了几分，接受者的随意状态再次流失些信号，最后的结果就可能是南辕北辙。

想用自己的医学理念说服法官不是件容易的事。

山姆似乎看出了于保法的心思，安慰他说："您不要紧张，我和夫人已经做好了最坏的打算，15 日上午，内莉就会带安德雷斯躲出去。如果这次我们输了，我会让内莉带孩子先回厄瓜多尔，然后再曲线去中国找您治疗。我一个人留下来看家，如果他们问我夫人和孩子去哪儿了，我会说不知道。"

于保法只能背水一战。

8 月 15 日下午 2 点，法庭正式开庭审理科兰夫妇虐待孩子一案。

满庭上坐满了旁听的人。没有一个人随便说话，没有一个人胡乱走动。法官和当事人双方都紧绷着脸，整个气氛凝重、肃穆，好像连时间也凝固了。

大家都在默默等着，在等待着一个事关小安德雷斯命运的判决结果。

　　这一切，就像一场恶战即将开始，那气氛、那情景，让所有的人都感到紧张不安，都感到无法平静。

　　对这种感受，体会得最深的则是于保法。

　　说句实话，于保法异常的紧张，心都提到了嗓子眼上。这是他生平第一次上法庭，并且是在异国他乡。面对美国医生和满庭的旁听者，他这才发现，只有他一个黄皮肤的中国人，又正好穿了一件特醒目的黄色 T 恤衫。

　　在他的从医生涯中，他曾给病人做过大大小小无数次"缓释库疗法"，就是在事关人命的那一针下去的时候，都没有听到过自己的心跳，这一刻，他听到了，嘭嘭撞击着胸腔……于保法心里没底，是一种强烈的自尊感让他紧张。

　　他不知道法官会问一些什么样的问题，更不敢想象如果自己作证不利、败下阵来后，该怎么在众多美国人的目光下走出法庭……

　　他默默地看着眼前这些金发碧眼的面孔，突然感到是这样的熟悉又是这样的陌生。当年他在美国留学，他们是那么热情、友善，他虽然很穷，但同他们的感情却很融洽……而如今，怎么一下子就变得这么敌意？是自己的身份和角色变了？

　　他从美国医生及一些旁听者的眼中看到了这种距离感和生疏感。他感觉到他们瞅着自己时，就好像是在瞅着一个敌人，盯着一个怪物。

　　怎么办？怎么办？

　　有好几次于保法都想和美国医生交流一下，然后听听她的意见，看下一步该怎么办，但这个想法随即立刻被自己否定了。如果自己主动和美国医生交流，就会让她看出自己心里没底，还会再在法庭辩论时不亢不卑、振振有词吗？何况美国医生这个人到底怎么样，他心里并没有谱。假如她摸清了你的观点和言证，一股脑地都端给法官的话，那等待自己的将是怎样一个结局！

　　真正的较量还没有开始，他就已经感觉到了如此的孤独和无助。不过他知道，在这个问题上，自己已经没有其他的路可走。因为对他来说，这才是一个真正的抉择，是一个真正需要付出巨大智慧为代价的抉择。

几天来，他几乎没睡过一个囫囵觉。常常是睡着睡着就惊醒过来，然后便是一整夜一整夜地失眠。饭也很少能咽得下去，根本就不觉得饿。

因为他的言证将决定安德雷斯的命运。

因为他的言证将改变美国医生对中国及其中国医学的看法。

法官宣布开庭。

双方律师各自陈述了案由和理由，又进行了交流和辩论，之后，美国医生又发表了自己的意见，于保法最后出庭。

孙子云："知己知彼，百战不殆。"听完美国医生及其代理律师各自的陈述，于保法的心跳放慢了，正常了。因为美国医生及其律师反复强调的无外乎是他们的治疗是标准的，在世界上也是标准的。中国是发展中国家，医疗设施和医疗方法都相当落后，是不值得一提的。

闯荡美国数年，于保法对美国医生的理念已是了如指掌，就像他事后所说的，"美国医疗是生意，美国医生只有一个头脑——只接受过西医训练，同时，他只关心责任，而不关心治疗效果。美国在医疗上并没有真正的自由。"换句话说，只要美国医生决定用这个方法给你治疗了，他就会一治到底，中途绝不再会改变治疗方法，至于你的死活，那是你的事。如果中途你想退出，对不起，没门。

轮到于保法作证。

进入证人席，举手宣誓，表示对自己所说的一切负责。

在众多美国同行面前，于保法机智应变。他说："我遥遥万里来美国作证，并不是想证明美国的治疗方法不好。美国有很多我的老师，我的很多知识和成绩都是在他们的帮助和支持下取得的。从感情上说我很爱美国人，中国人也很爱美国人。在这里，我只想证明我们的方法更有效……"

接下来，于保法援引大量的病例，说明化疗在治疗的同时，对病人的危害。他说，化疗，就是静脉给药。如果把化疗药打到身上，99%的药物会随血液在全身流动，作用到肿瘤上的还不足1%。大家都知道，是药三分毒，抗癌药物几乎就是毒药，那么，这些毒药肯定会产生副作用。我们满腔热情给病人做化疗的目的，无非是想延长病人的生命，但实际上因为它的副作用，我们无意间却缩短了病人的生命，这是一个不争的事实……

美国医生这时候站了起来，激动地说："但我们的治疗是标准的，是正规的。"

于保法笑了："所谓标准都是相对的。如果完全标准了，完全正规了，那美国为什么还要每年投入几十亿美元用在癌症研究上呢？这说明我们现有的方法是需要改进，需要提高的，否则的话，就不需要研究了。"

"那么，中国的其他疗法就比化疗先进吗？"

于保法也有些激动："你们对中国并不是很了解，其实中国在搞改革开放，在前进。即使是改革开放以前的中国，也不像你们想象的那样。但是也正是她鼓励我们医生中医学西医，西医学中医，走中西医相结合的道路，她号召我们'洋为中用，古为今用'，并没有号召我们东西方打仗。我的这个'缓释库疗法'，也是这样的一个思想，结合的思想，是有机地、合理地把各种有效的方法融为一体，我们可以把它叫作'毛泽东疗法'。"

于保法的辩论丝丝入扣，句句切中要害，在心理上先胜出了美国医生几分。说到这儿时，法庭上的人都笑了，注意力开始集中到他身上。

接下来，于保法又说，"在美国，医生都是至高无上的。医生的工资最多，医生的权威也最大，他只让病人执行他的命令。而在我们东平宝法医院却不是，它是医生和病人的一个合作过程。我们的治疗不是像美国一样，定下方案就一成不变了，而是根据病人的情况不停地调整，是运动着的，所以它的疗效要比别的方式、方法好得多。我们的这个方法也是得益于毛泽东思想，是毛泽东的游击战术，化整为零，相互融合，灵活机动。并且，我们用的药都是美国发明的，已经经大量临床证明它有作用了，我们只是把这些抗癌药集合起来，集中放进肿瘤里，不让它扩散，所以就不存在副作用了……"

于保法作为"秘密武器"出庭作证是对方始料不及的，他洋洋洒洒辩讲了1个小时，满庭的人听得聚精会神。

于保法话音刚落，法庭上就爆发出热烈的掌声。山姆的律师也趁热打铁，并给了辩论焦点一个很好的定位，即如果安德雷斯继续化疗下去，两三个月后就会死掉的。现在的问题就是作为家长，应该给孩子提供一个他们认为最好的治疗方法。

一席话倾倒了庭内所有人，给安德雷斯主治的美国医生也哑然无语。这时，法官问美国医生："你对于教授的言证有没有异议？"

美国医生无可奈何地回答："目前我提不出什么异议。"

法官又问了一些于保法在美留学的情况，最后要求他提供各种履历及教育证书等相关材料，宣布休庭。

山姆激动万分。因为他从于保法在法庭上的出色表现，以及法官看于保法的专注表情，断定法官已经完全被征服了。休庭后，他兴高采烈地带着于保法去吃了顿比萨以示庆贺，借此释放长时间的压抑、郁闷。

吃饭的时候，于保法对山姆说："你可以放心了，不用再让你的夫人和孩子躲在外面的旅馆里不敢回家了，你已经赢了。"

尽管山姆对赢得这场官司已经抱有很大希望，但期盼的胜利将至，又唯恐是一场空欢喜，因为他对这个"充满着恨"的法律依然耿耿于怀："怎么可能呢，你怎么可能会已经知道结果的呢？"

"有两点可以断定。一是法官一直聚精会神地听我讲话，而对对方的辩讲不感兴趣；二是休庭时，法官要我递交我的教育简历等文件。这说明他是要核实这些证件，也说明我的证词是非常有力度的。如果他判你输，是没有这个必要的，也不必休庭，当时就可以判了。"

长出一口气，第二天，于保法飞回了中国。

正如于保法所预料的那样，2001 年 8 月 22 日，法庭做出终审判决：批准山姆·科兰夫妇的要求，带孩子去中国治疗！

法官宣判之后，山姆依然站在原处，迟迟不肯离去。直到法官问他是否还有其他要求时，他才回过神来，茫然地问："不需要我做出保证吗？保证到中国后应该怎么做？保证定期向法庭汇报情况？保证……"

法官轻松地笑了："我相信科兰夫妇会做正确的选择的。"

山姆·科兰激动得都想大叫几声，当时就给夫人打电话，报告这一好消息。

听到这个消息，高兴、委屈……电话那头的内莉失声哭了起来。

山姆又把电话打给于保法，激动地说："我感觉非常棒，我是在跟一个法律系统作对，我赢了，狠狠地踢了美国法律一脚，只用了一顿晚饭的钱。"

于保法也很兴奋，事后他说：我是第一次感受到在众多美国人面前单枪匹马、酣畅淋漓地展示自己的乐趣。也许我一辈子都忘不了。

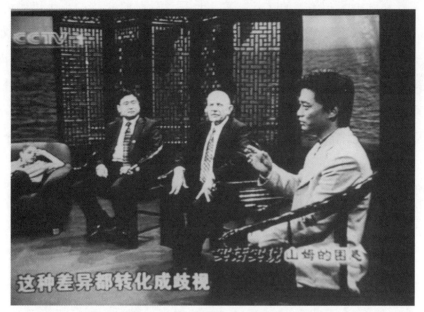

图 51　我和安德雷斯一家做客实话实说，与著名主持人崔永元交流

于保法用这场官司，亲身体验了一把美国司法的现状。他说，美国的有些法律，的确过于呆板和教条，比如安德雷斯这桩案子。但中肯地说，美国的法律最终还是公正和包容的，不管你是谁，只要你有充足的证据证明你的疗法的边际收益大于边际成本，它就会站在你的这一边。

（4）执着生命的马老太。[①]

2002 年的春节，山东省蒲泽市商业局退休干部马老太是伴着咳嗽和高烧度过的。一人生病，全家不安。熬过了正月初八，去医院检查发现，有一个

---

① 马老太的事迹摘自《生命的礼赞——一位晚期肿瘤患者从绝望走向新生的历程》，作者熊殿忠，中国协和医科大学出版社 2009 年出版。

5cm×6cm 的肿块、纵隔见肿大的淋巴结；辗转几家大医院确诊为：中晚期中心型肺癌！

突如其来的灾祸，把马老太和全家人惊呆了。是福不是祸，是祸躲不过。当全家人商量去哪儿治疗的时候，意见出现了强烈的分歧：儿子悄悄地拿着CT 片去了一趟北京，跑了五家大医院，见到的都是国内有名的专家、教授，都竭力主张去北京接受治疗；也有儿女坚持留在省城治疗，两地距离近点，照顾起来也方便，再说，省城医院医护人员的医疗技术和各方面的条件也不差。后来，儿女们的意见都被父母亲否决了。原因是，无论是北京还是省城，第一条意见都是手术，这是马老太和老伴坚决不能接受的：都是快七十岁的人了，面对死亡自有一种淡定和从容，没必要承受开膛破肚之苦。

于是，继续求医问药……

马老太是幸运的。

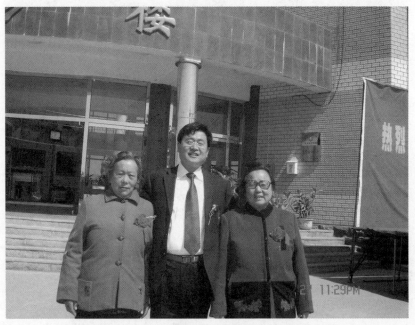

图 52　马老太在泰美宝法肿瘤医院治疗期间合影

她的小女儿终于打听到山东东平有一家泰美宝法肿瘤医院治疗癌症不开刀，"缓释库疗法"病人无痛苦。为了打消妈妈的顾虑，小女儿还像变魔术似的拿出了一本介绍宝法医院的书《金色命门》，马老太和老伴从头到尾看了一遍，心中有了数。老两口又先后两次到100千米外的宝法医院咨询，这才下定了决心。从没见识过"缓释库疗法"是啥玩意的马老太，心里不免有些紧张。躺在那张从美国进口的CT机上，为了缓解自己的紧张心理，马老太默默地背诵起了毛泽东的诗词：

《沁园春·雪》——

"北国风光，千里冰封，万里雪飘。望长城内外，惟余莽莽。大河上下，顿失滔滔。山舞银蛇，原驰蜡象，欲与天公试比高。须晴日，看银装素裹，分外妖娆。江山如此多娇，引无数英雄竞折腰。惜秦皇汉武，略输文采，唐宗宋祖，稍逊风骚。一代天骄，成吉思汗，只识弯弓射大雕。俱往矣，数风流人物，还看今朝。"一首诗刚刚默念结束，于保法为她亲自操作的"缓释库"已注射完毕。马老太连一点儿疼痛都没感觉到。更让她瞧着稀奇的是，在以后的日子里，她接受过化疗又放疗，头发没见掉过一根，也不感到恶心呕吐，肺部肿瘤神奇地缩小了很多。

出院的那天，马老太像卸下了千斤重担般的轻松，她和送行的医生护士们一一握手，脸上洋溢着幸福的笑脸。

谁知，马老太出院刚刚十天，一个意外的、更为沉痛的巨大打击悄然而至：几十年风雨同舟的老伴患病住院了，马老太陪着老伴连着在菏泽和济南的医院住院半天，仍然没能挽救丈夫的生命，撇下他撒手西去了！

老伴的突然去世，对马老太的打击是巨大的。她饭吃不香，觉睡不着，短时间内体重下降了13千克！

送走老伴十天后，马老太来到宝法医院复查，当医护人员知道了她的遭遇后，在精心为她做各项治疗的同时，在方方面面给予她无微不至的关照，还动员病友们陪她聊天，大大地减轻了她心中的孤独和寂寞。记得2004年的冬天，马老太又一次来到宝法医院复查的时候，腰椎间盘突出症复发了，痛得她直不起腰也下不了床，当时又没有一个亲属在身边。马老太好为难。其实老人的一举一动都没有瞒过护士长颜婷和大夫井鹏的眼睛。每当做各项检查的时候，都是他俩轮流着用轮椅车推着出去，又推着进来，那份热情和周到，像推着自己的一位至亲。

这期间还有一个插曲：第三次来到宝法医院复查的时候，CT片显示，淋巴结转移。脆弱的马老太感到了从未有过的紧张，甚至有一种末日来临的恐慌。于保法看了片子以后，一句话没说，却顺手塞给老人一张纸条，上面写了四条：补血颗粒天天服，2~3个月复查治疗一次，把握好自己的心态，有事及时联系。马老太看着字条，心里感觉暖暖的。

后来，马老太每隔一个月前来宝法复查一次，一年后每隔两个月复查一次，整整六年过去了，年已七十有五的马老太说，大灾大难不死，才知道生命的珍贵，人活着就要和疾病抗争，要战胜疾病，首先要战胜自己，战胜自己的不良心态。只有心理健康才会有身体的健康，有了良好的心态，才能有坚强的毅力战胜癌症。我的体会是，癌症并不可怕，怕是自己害怕癌症，一怕就有精神压力，吃不好睡不着，抗病能力就差了。一个人精神不倒就死不了。

恢复了健康的马老太对生命有了全新的感悟。在2006年泰美宝法肿瘤医院八周年庆典大会上，老人动情地说："保法医院是我和成千上万癌症患者延续生命的地方，是精神的乐园，是生命的绿洲。没有宝法医院，没有缓释库疗法，就没有我马某某的今天！"

每次来到宝法医院复查，老人就一个病房一个病房地串门，和新入院的病友聊天，用自己的亲身经历打消新病友的思想顾虑，振作精神积极配合医生的治疗。马老太常常语重心长地说："于教授研究的'缓释库'独特疗法，震惊中国，震撼世界。它突破了手术、放、化疗三大常规治疗，创造了治疗癌症的新途径。使我们癌症患者免受刀割之苦。我想，每一个惧怕癌症的人，在很大程度上就是惧怕治疗的痛苦难以忍受，我见过很多的癌症患者入院之后，一刀下去，使人元气大伤。再加上大剂量的药物化疗，有的人像被'脱胎换骨'了一般，境况惨不忍睹，手术后又很快扩散，导致无法医治，很快就走到了死亡的边缘，很可怕。"

老人的话语非常朴实，说得新老病人连连点头。

回到菏泽老家，她仍然张口于保法，闭口"缓释库"，常把泰美宝法肿瘤医院挂在嘴边上。每有咨询者上门，更是侃侃而谈，如数家珍。语气是那样的委婉，态度是那样的真诚，不由人不信服。

于是，就有人对马老太的举动感到费解。就有人当面问她："你这么热心地宣传缓释库，医院给你钱了吗？"马老太回答说："我没好意思开口要，他们也没提出给，但医院给了我生命。"提问者还是不相信："医院对你的治疗优惠了吗？"马老太又答："他们一分钱没少收。我也一分钱没少给。但我乐意。"

就像医院的发展绕不开小安德雷斯一样，宝法每一步的成长足迹同样绕不开马老太。可以这么说，宝法医院给了马老太第二次生命，马老太为"缓释库"疗法的宣传，为让更多的人知道宝法医院、知道缓释库疗法的神奇功不可没。

（5）脱险的胰腺癌患者。[①]

"幸福的家庭是相同的，不幸福的家庭各有各的不幸。"

——列夫·托尔斯泰

祸从天降

60多岁的吴女士，拥有一个美满幸福的家庭。早年，她和其老伴含辛茹苦，把一双儿女培养成才，又把他们推到北京打拼创业，现如今，各自有了一片属于自己的天地，事业如日中天。

俗话讲，子孝父母幸。为让辛苦一辈子的父母过上幸福的晚年生活，吴女士和老伴一退休，就被孩子们接到了北京生活。

在北京，心地善良随和可亲的吴女士，经过一段大城市生活的适应，很快就将自己融入到了当地老人群中。平日里，她在照料孙辈生活的同时，大多数时间不是与老友们在公园里锻炼身体、聊天侃地，就是三五搭伴到处采摘、小游。节假日，孩子们又时不时轮流带老人和孙辈到境外观光，中国香港、中国澳门、中国台湾、韩国等诸多地方都留下了吴女士和老伴的足迹。

---

① 荆文鹏：《健康时报》原特约记者（证号 T2012499）。

一天，吴女士在去菜市场的路上，被两位街头采集"幸福指数"的姑娘拦住："奶奶，您贵姓？""我姓吴，有事吗？""我们在搞居民生活幸福指数情况收集，请您老人家如实告诉我，您生活在当今社会幸福吗？还有，您生活的家庭幸福吗？""姑娘，您算是问对人啦！这两个幸福我全占啦！家里吧，孩子孙辈都孝顺；社会上吧，我们外来老人与北京老人都一样平等，拿着老年卡，坐车不掏钱，游园不买票，北京的美景啊，想看哪就去哪。您说，我们这一代老人是不是掉进了蜜罐里啦！"

回到家里，吴女士将路上被询问的事情告诉了自己的大孩子（后称老大）。老大接着话茬儿说："妈，说到幸福呀，我认为不是住的环境好，生活好，玩得好，能够健康长寿，好日子能过得久，才叫幸福圆满呢！"老大的话没能被妈妈认同："命命天管定，谁能活多久，不是由个人来决定，是人的命中注定的。"吴女士的天命论又遭到老大的反驳："妈呀，您说的都是老皇历、老迷信呀，科技发展日新月异，当今的科学养生，已发展到了按血型配食料的阶段啦，西方人早就这么做了。眼下才传播到我们这里，相关消息我已经看了。既然我们谈到了这个话题，那您和我爸抓紧时间到医院化验个血型吧，从现在起，我开始按血型给您老两口配餐饮食，争取让您俩能活到一百岁，咋样？"听了老大科学养老的说教，从农村走出来的吴女士一时接受不了。她又反唇相讥："俗话说，吃饭还是家常饭，穿衣还是粗布衣，粗茶淡饭，人才不生病哩。我早看出来了，当今世界不断冒出来癌症呀种种怪病，都是吃穿住不接地气的结果，西方那些个洋吃法，我们受用不了！"

老大在妈妈面前碰壁后，又找到老爸说道。吴女士的老伴是个文化人，不保守，他欣然接受了这一新的养生观念，并主动去做吴女士的思想工作："我说呀，孩子想对我们实行科学养老，是主动尽孝的行为，不可冷落。按血型养生，尽管是西方的东西，需要我们东方人有个实践认识的过程，但仅就化验血型一事，我认为越快越好，因为对我们老年人来说，一旦有个病什么的，都会用得上血型。这样吧，想到了就干，明早不吃饭，尽快到医院抽验个血，行吗？"在老伴的劝说下，吴女士爽快地接受了化验血型的意见。

2014年12月27日早上8点，吴女士同老伴一块来到了北京市煤炭总医院，挂了两个门诊内科普通号。他们来到了一楼东头的内科诊室，一位大约40 岁左右的女大夫询问："你俩看什么病呀？"大夫话音刚落，快人快语的吴女士首先递上了话："大夫，我们俩不是来看病的，只开两份化验血型的单子就行了啦！"听了吴女士的来意，很有责任心的女大夫没简单了事。她很不放心地接着反问了一句："除了开单子，有没有平时感到不舒服的地方？"大夫职业性的提示，深深地打动了吴女士："谢谢您的提醒！一年来我总感觉左腹部时不时有点痛感，但不怎么严重，没有太在意，有时吃点'达喜'就过去啦，不知算不算病？""我知道啦，请您躺到诊断床上去。"大夫经过一番对腹部的反复触摸，说了声"下来吧"，很快开了一份彩超单和两份验血型单递过来："请抽血后到门诊二楼做个 B 超检查吧，恐怕有点问题。"

彩超室里，排队候诊的人很多。20 分钟后，一位大约 30 来岁的女大夫为吴女士做检查。匆忙中，年轻大夫将单子往吴女士手中一递，只说了句："快去找开单的大夫看看吧！"就立刻又去为另一位患者做检查。吴女士拿着报告单走出 B 超室不到十米，做 B 超的女大夫又追了出来，大声喊："喂，前面的老太太，您直接到门诊消化科看大夫吧，千万别把单子带回家！"大夫百忙中的再三叮咛，让吴女士的老伴立刻警觉起来。他当即从老伴手中拿过B 超单一看，"腹部检查提示胰尾部占位，大小约 3.6cm×3.1cm×3.0cm，考虑恶性肿瘤待查。"吴女士老伴回忆说，当时自己的腿一软，差点坐在地上。吴女士见状，立刻问老伴："咋啦，你的脸色怎么那么难看，结果有啥问题？"老伴稍作镇定后含糊其辞地回答："只是怀疑，咱找消化科医生先看了再说吧！"

消化科大夫看了吴女士的 B 超检查单后，说："B 超只能提示有肿瘤的存在，是否恶性肿瘤，还须做加强 CT 检查后定论。当下做不了，需要预交定金，等待通知。"吴女士老伴问："预约后，大概要等待多久？"大夫回答："说不准，可能十几天，也可能几个月。"听罢大夫的意见，吴女士老伴当即决定："我们来时没带多少钱，回去同孩子们商量后再决定吧。"

当天晚上，吴女士老伴通知了两个孩子，下班后到爸妈的住处商量事情。两个孩子看了妈妈的 B 超报告单，认为癌的可能性很大，为了稳定妈妈的情绪，老二若无其事地说："妈妈，我对肿瘤病常识也略知一二。这份检查只是怀疑，是和不是，两种可能性都存在。这样吧，我的业务与北大肿瘤医院有来往，CT 预约时间可能会短些，等北大检查后再说吧。"吴女士的老二经与北大肿瘤医院商定，2015 年 1 月 5 日作 CT 增强检查。

那天，吴女士怀着忐忑不安的心情，来到了北大肿瘤医院 CT 候诊室。护士让其先喝了一杯药水，并告诉她原地等候，叫名入检。在等候的过程中，吴女士虚心地询问邻座的一位六十多岁的老妇人："你是来检查癌症的吗？""CT 不只是查癌症，什么都可以查，我只是腹部有肿块来确诊一下。"听了老妇人的话，吴女士如同遇见了相知，便滔滔不绝地问起话来："我也是腹部做 B 超有肿块来确诊的。我妈就是胃癌，在老家医院开了刀，不到一年就没啦。真是怕啥来啥。平日里我肚子一不舒服，就想到我妈当年的事，怕有遗传，还真来啦！"听了吴女士的自我陈述，那位老妇人情不自禁地安慰她："别害怕，北京不是乡下，医疗技术高着呢，如果真的是胃癌也是小事一桩，何况是不是还再两可。但我告诉你，千万别得胰癌呀，那可是癌中之王，要人命不商量，就是手术很成功，术后一年期也是烧高香啦！……"也不知吴女士听老妇人讲癌入了迷，还是对胰癌的后怕失了神，当护士连连呼叫她两次名字时，都没听到。就在这时，陪同吴女士前来的老二刚好因事返回，问："妈，轮到我们检查啦，护士叫你名字怎么不回答呀！""我脑子里恍恍惚惚，没听清呀！"老二把妈妈送到 CT 门口："别紧张，肯定没事的。我在门外等你。"

两天后，北大肿瘤医院 CT 室，出俱了吴女士的 CT 加强检查结果。"胰腺尾部增大，局部可见一类圆形实性质软组织影，边界欠清，大小 3.6cm×3.0cm×3.0cm，密度不均匀，增强扫描动脉期平均 CT 值 37Hu，静脉期 47Hu，胰管无扩张，病变与脾门关系密切，脾动静脉被包绕，胃底周围可见多发侧支血管，临近脾实质内可见小片稍低强化区，腹主动脉旁可见肿大淋巴结，短径约 1.0cm 扫及范围双肺散在点片影及结节影，左肺下叶茎底段较大者范围约 1.5×1.0cm，增强扫描未见明显强化。胰腺癌 IIB 期，TZNIMO。"

四面楚歌

拿到 CT 报告后，吴女士一家的生活，犹如一汪平静的湖水被扔进去一块巨石，顷刻间浪花四溅，湖水拍岸。

背着吴女士的一个家庭会议，在北京柳芳附近的一个房间里召开了。吴女士的老伴先发了言："孩子们，癌已向我们家挑战了，这是一场恶战。这一仗下来，既要成堆地烧钱，又要与生命赛跑，搞不好钱人两空，家庭元气大伤，怎么办？各自谈谈意见吧。"老大发言了："爸，我们家今非昔比，社会发展也今非昔比。我妈的命比金山都贵，钱不是问题，千难万难，首要的是要找到当今癌症治疗最前沿的技术。如若国内不行，我们就把妈送到国外去治疗。"老二发言了："我看问题不一定就如 CT 检查的那么严重。凭借与医院多年打交道的经验看，有时仪器检查也不一定百分之百的准确，兴许 CT 检查会有误判，咱应拿着检查结果，多找些治癌专家讨教，如若真是胰癌，咱就下功夫查询北京市或全国，哪家治癌技术最好，就到哪里治。话说回来，就是选择国外治疗，也得经一番考察。当今社会，骗子太多，选不好方向，找不对路，真会像社会上传说的那样，钱花了，人没了。我们家绝不能让这种悲剧上演。一句话，钱不怕花，路一定要找对。"

吴女士的老伴最后拍板："一是实情先别告诉你们妈妈，否则癌还不知道是不是，就先把她吓成了一团泥，那事情就麻烦啦！二是我们一定要寻找到一条起死回生的好路。这是重中之重。"

家庭会议结束后，一家老少开始了为吴女士寻找救星之路。

吴女士的二儿子拿着 CT 报告，首先到某医院肿瘤科去讨教临床治疗方法。这位肿瘤科主任讲："是胰癌应该可以确诊。但发现得太晚了，胰尾这个部位又与胃底弯连在一块，手术都无法动，只能保守治疗。先通过放疗、化疗，看看结果如何，凭我的经验，生命能延后半年多，就已经很不错啦！要想住院，得预约床位，这种病人太多。"听了主任的解答，吴女士的老二心里凉了半截，接着又很不甘心地继续问："主任，您是肿瘤专家，像这样病，国外能治好吗？""你以为国外什么都是万能的吗？我也留过学，像这病，神仙都无法让她起死回生。"也许是很忙，这位主任十分不耐烦地堵住了吴女士老二没完没了的问话。

为了能听听中国顶级医院顶级肿瘤知名专家的意见，吴女士的大儿子当即在网上预约专家号，两周不见结果后，他马上又委托朋友用 1000 元拿到了一个北京协和医院某胰腺肿瘤专家的号。这位权威专家只扫了一眼北大医院的 CT 诊断，就不假思索地随口说："没法治了！"之后话头一转："如若真不愿放弃，那就来我们医院重新做一次 PCT 检查，再说吧！"

尽管北京市几家大医院都对吴女士的胰癌做了无救的结论，但吴女士的全家仍旧不甘心。当吴女士的老伴打听到，某地有一个名望很大的中西医结合的肿瘤医院后，便迫不及待地又一次远途跋涉，去寻找新的希望。该医院门诊主任看了一眼 CT 报告说道："像这样的中晚期癌中之王，我们只能用中西药来缓解其症状，减轻其痛苦，却无法承诺最终的治疗效果和能达到的什么程度。"主任的这番模棱两可的世故话，给满怀信心的吴女士的老伴头上，又一次泼了一瓢凉水："难道胰腺癌真的无法治，难道老伴的命就该到此吗？"

绝处逢生

山重水复疑无路，柳暗花明又一村。

命悬一线，寻医无门，吴女士的病，使全家人心急如焚，寝食难安。

一日，一位美籍华人朋友造访吴女士老伴，听得此事，非但没有惊惧，反倒胸有成竹地安慰说："别犯愁，天下没有过不了的火焰山。公立医院治不了的病，兴许民营小医院会有办法。我在美国认识的华人朋友于保法，研究治癌有绝招，他发明的'缓释库疗法'，就获得美国、中国、澳大利亚三国专利，不手术不放疗，轻轻松松就能把癌治了，很神奇的！"听得此言，吴女士老伴当即质疑："这不是在讲天书吧？世上真有这样的神医？"朋友哈哈大笑："北京保法肿瘤医院在昌平开业多年啦，只是你们不知道。这样吧，回头我先送本书来，等认可了，我再与保法院长联系。"

那天夜里，年近七旬的吴女士老伴，像干涸的禾苗遇到久违的甘露，如饥似渴地将三十万字的《黑洞与阳光》一书翻了个遍。

晨曦的曙光，驱散了黎明前的黑暗，如释重负的吴女士老伴，异常兴奋地把书一拍，"就选他啦！"

辗转反侧夜不能寐的吴女士，被突如其来的叫声吓了一跳："发什么神经呀！"

"老婆子，我们找到了救星啦！""真的吗？"吴女士心里一震，无名的气力让她一撩被子坐了起来："快给我讲来听听！"

瞧着妻子急迫的心情，吴女士老伴只好简明扼要地向她讲述了，他对于保法治癌绝招的几点感悟：一是治疗理念新。常规的治癌法都是以消灭肿瘤细胞为目的，为此，只能动手术切除，然后再化疗和放疗消灭扩散的癌细胞；而于保法的治癌理念是，生命至上，以减轻患者痛苦和延长患者生命为目的，让人与癌共存一体，摒弃了把人和癌一起毁灭的旧观念。在这一理念下，于保法创立了"缓释库疗法"，第三代后又更名为优美匹克疗法。二是治疗技术新。于保法发明的缓释库疗法，是一种最新式的"肿瘤靶向治疗"，是不经血液循环，将自己发明的专利缓释制剂，化疗药物、免疫佐剂三项组合而成的抗癌杀癌方剂，通过针头注入到人体的肿瘤部位，将药物全部集中存留在肿瘤包块内发挥作用，既避免了药物通过血管流遍全身所造成的副作用，又达到了消灭癌细胞的目的。与此同时，癌肿块内被药物杀死的癌细胞，还会释放出自身的肿瘤抗体，在免疫佐剂的协助下，这种抗原体能进而激活人体系统性免疫反应，去清除复发转移的癌细胞。三是治疗手法新。优美匹克治疗手法是，通过打针注射法，来实施对癌症包块的治疗。医生在 B 超或 CT 等影像设备引导下，精准找到癌症病灶，将治癌药物通过针管注入病灶。其针长 15~20cm，双管嵌套，富有弹性，外壁光滑，体外扎入，对机体损伤小，无痛苦，伤口愈合快。

听了老伴对于保法最新治癌术的解释，吴女士顿觉神清气爽，多日来，笼罩在心头的那块"胰癌生存期不超过半年的"恐怖阴霾，一时间被驱散了很多。当她被确诊为胰癌后，吴女士曾直言不讳地对孩子们讲了心里话："我懂得，生命对任何人都不是永久的。死倒不怕，就怕去医院开了刀，化了疗、放了疗，命也没保住，临终又遭受一场大劫难，何苦呢？不如你们省点钱，给我打一针安乐死拉倒。"今儿听了于保法的创新治癌法，一下子又鼓起了向往生命的风帆。她对老伴说："请与那位朋友联系吧，我同意让保法治疗，越快越好！"

2015 年 1 月 11 日上午，美籍华人朋友开车，吴女士及老伴、大儿子一起来到位于北京市昌平区沙河的"北京保法肿瘤医院"的二楼会客厅，于保法院长接待了他们。

于保法看了北大医院的 CT 检查报告，信心十足地告诉吴女士及其家人："尽管胰腺癌肿瘤已到了中晚期，像吴阿姨这种良好的精神状况，我可以保证通过治疗，能让她生命再延续十年没问题。"听了专家铿锵有力的承诺，吴女士信心倍增："谢谢教授，我这条老命就交给你啦！我一定配合治疗，为实现这个目标去奋斗。"

通过全面检查后，入院第三天，于保法亲自为吴女士打了第一支治疗针。

据吴女士回忆，尽管她有思想准备，但当她走进 CT 室后，还是感到精神紧张，唯恐经受不住手术的疼痛。做准备工作的一位护士，看出了吴女士的紧张神情，便亲切地安慰说："阿姨，请您左侧卧躺下，别紧张，这和大医院手术不一样，只打上一针就完事了，针扎破肉皮时会稍稍有点感觉，待针扎入后，先输麻药，再输治疗药，一点都不疼。"准备工作就绪了，于保法院长来到了 CT 室。他先向吴女士问好，接着又接过医生手中的一支注射器，全神贯注地注视着 CT 屏幕。当医生将扎针的部位精准定位后，于保法开始下针前又告诉吴女士："阿姨，请默念阿弥陀佛，不知不觉，一会儿就做完啦！"接着，于保法将大约十厘米长的钢针，扎进吴女士的右腰部。吴女士告诉笔者："我清醒地记得，右腰里有一股痛感袭来，但能承受得住。时间不长，疼痛渐渐消失。几分钟后，于保法又说，结束了，请送阿姨回病房。"

回到病房，护士为吴女士挂上了吊针，并再三叮嘱："两个小时以后才可以进食喝水。"

吴女士回忆说，在打吊针的过程中，胸中有不适感，想呕又呕不出来，腹中也有点阵阵发疼，晚上没有食欲，只能勉强喝点小米粥。

打针第二天早上，平时很顺利的大便干结了。为了通便，护士又开始为吴女士灌肠，老伴也为其加用了开塞露，中医大夫还为其开了中草药配合。

专家查房时，吴女士将上述状况和盘托出。高院长回复，打针后治疗部位会发生水肿，引发了一系列症状，都属于正常现象，随着水肿的消失，一切都会好转。他嘱咐主治医生，若有疼痛出现，可随时加用止痛片，若咳嗽不止，可加止咳药……

吴女士讲，正如专家所言，这些打针后的一些正常反应，在打第二针时渐渐消失了。

吴女士讲，她第一次住院中间打了 5 针，两针之间相隔 7 天时间，这次住了一个多月后出院。

回家调养了一段时间后，接着再入院检查、评估、继续治疗。

吴女士分别于 2015 年 1 月 11 日、3 月 16 日、10 月 29 日等，先后 4 次入院，对胰腺肿瘤进行药物注射治疗了共 10 次，对淋巴系统靶向药物治疗一周期。

经过跨越一年时间的治疗，吴女士的体征比较稳定，能吃、能睡、能便，生活能自理，轻微的自我活动锻炼能正常进行。超市买菜，家里做饭等家务活动也能适当参与。采访中笔者查阅了北京保法肿瘤医院 CT 影像室资料，2015 年 1 月 12 日第一次入院治疗时记录的胰癌（尾部）肿块，直径为 3.4cm×2.9cm；2016 年 3 月 20 日最后一次入院检查时，胰癌肿块为 2.7cm×2.4cm，肿块内已不见活动物。

截至笔者写稿时（2016.7.11），吴女士的胰腺癌.IV 期 TZNIMI，从 2014 年 12 月 9 日检查发现，已度过了 19 个月零 20 天。按这个时间计算，她已突破了两个生存期，一是社会上平均的 6 个月生存期；二是接受于保法"缓释库治疗"后平均 15 个月的生存期。

根据吴女士目前的身体状况和良好的精神状态，吴女士家人自己评估，只要不断地到治疗医院进行检查评估，发现问题及时处理，再加上其家庭良好环境、生活饮食的科学调养，以及其他方面条件的匹配及治疗，于保法当初承诺的 10 年生存期目标的梦想一定能够实现！

精心护理

有道是，"十分病，三分治，七分养"。一般病是这样，对于所谓"不治之症"的恶性肿瘤来说，更应该是这样。

吴女士初胜"癌王"的经历，也证明了这一颠扑不破的真理。

　　吴女士及其家人，重视医后调养的理念，是从一个病友的教训中获得的。吴女士告诉笔者，她第一次到北京保法医院住院时，有一位临病房的李姓女病友，心地善良，热情助人，两人相处甚笃。李病友尽管经历了三年多的癌症折磨，但她心理素质很好，自己丝毫没有恐惧感，还经常安慰吴女士要用顽强的精神与癌魔搏斗。一次，吴女士外出活动时发现，李病友包着头巾在锻炼。当吴女士问其为何包着头巾时，李女士回答说，刚洗了澡遮遮凉风。听得此言，吴女士急忙告诫说："快进屋吧，洗澡后全身汗毛孔都在张开着，数九寒天下容易受风感冒，一感冒抵抗力就会下降。"听得此话，李病友并没当真，她反而自信地回应说，人哪有那么娇气，人越硬，病越弱。二天后，果不出吴女士所料，李女士真的感冒了，接下来并发肺炎，咳血不止。肺炎的出现加之转移性肺癌的折腾，致使李女士已经稳定的病情急转直下……

　　吴女士惋惜地告诉笔者，李女士对医后调养常识不足的沉痛教训，给其家人上了一堂生动的医后护理要精心的课，从此，吴女士及其家人，在医后护理过程中如履薄冰，不敢有丝毫的大意。

　　2016年阳春三月，吴女士突然出现饮水呛咳，声音变得嘶哑症状，家人立即送吴女士到附近的大医院做了检查。检查后，当医院为其开据住院单时，吴女士及家人婉言谢绝了医院的住院挽留，又直奔保法肿瘤医院而来。笔者问其原因，吴女士讲，一年多的治疗实践证明，于保法的治疗技术信得过。

　　经查，吴女士声音嘶哑和肺部转移有关。于是，于保法亲自主针，为吴女士三个肺转移部位分别打了针，对肺中弥漫性结节也进行了四次"肺友"化疗。在声音嘶哑未能预期见效的情况下，从未向胸膈肌这个CT不好看清的敏感部位打过针的于保法，又冒着巨大风险，成功地完成了向胸膈肌注射了两针治疗任务，还进行了四次化疗。这样吴女士的声音嘶哑症状，得到一定程度的改善。

　　笔者认为，癌症在人类的诸多疾病中，是一种最危险、最复杂的病种。这不仅因为它的发病原因极其复杂，而且也因不同人群的体质结构、基因遗传、饮食习惯等种种差异而相异，因此，从治疗到调养，也是一项伟大而复杂的系统工程，因而，治疗技术再高明，若没有精心护理和康复手段相配合，搞不好也会功亏一篑。

鉴于上述理由，癌症患者在调养期间，随时出现各种症状是正常的。这就需要患者及其家人，既要机动灵活地就近寻找医院对症治疗，以免耽搁病情，又不要轻易动摇对原治疗医院的信任，以维持原治疗方案的始终一体性。

笔者采访中发现，吴女士及其家人，尽管不一定懂得上述道理，但她们却在"摸着石头过河"的过程中，做到了。这恐怕也是吴女士能够脱离胰癌险境的一个重要条件吧！

比如，癌症病人调养需要舒适而安静的环境，而吴女士每次治疗一出院，就被送到离京不远又有大医院的舒适环境调养。2015年冬天，在此疗养期间，吴女士突发心脏病，立刻被送进附近的医院抢救治疗脱险。当无名腹痛和食道反流出现后，这个医院的肿瘤科杜主任，又根据自己几十年的治癌临床经验，很快解除了其疼痛呃逆症状，让吴女士胃口大开。

又比如，吴女士在京城某区孩子的住房中调养时，食欲大减，腿膝酸软，时有走路欲摔倒之险。于是，吴女士老伴又引领她，找到煤炭总医院内科主任赵某。赵大夫把自己母亲患肺癌常用的两种药推荐给吴女士，服药两天后，吴女士腿脚走路便有了劲。

还比如，在癌肿的形成过程中，极大地伤害了吴女士的脾胃运化功能，大便干结和腹胀难耐。某中医院的博士后谭大夫，让其连服20服中药，从而让吴女士恢复了元气，几十年来形成的舌齿痕消退了八成。

再比如，吴女士的癌痛，常随气候饮食的变化时有发生，仅靠吃食止痛药渐渐无效。吴女士老伴讲，当他发现市场上有一种"全科治疗仪"，能治疗人体各种疾病包括癌症，止疼效果很好，就立刻为吴女士购得此机，应用效果极佳，从此让吴女士告别了止痛药。

心理疏导对癌症患者的调养也极其重要。笔者采访中发现，吴女士的两个孩子都很孝顺。当吴女士患胰癌后，大儿子毫不迟疑地将自己来京打拼多年的有限积蓄，为母亲投入治病，因种种原因手头暂不宽余的二儿子，在信佛朋友的推荐下，尽管他不信佛也宁愿信其有，冒着雨雪严寒，跑到山西五台山为其母亲求佛许愿。母亲病情稳定后，他又来到五台山还愿。尽管是迷信，但对母亲都起到了极大的精神安慰。当两个孩子得知母亲血常规检查严重贫血时，一致决定用自己的O型血为母亲输入。采访过程中，笔者深有感触，凡一提起两个孩子的孝顺行为，和妹妹的关心，吴女士常常感动得泪流满面。这些亲情的慰藉，无形中为吴女士期盼生存提高了信心，增加了她战胜癌症的无穷力量。

癌症患者因生存有限，时而痛苦，时而绝望，是常有的事。这就需要有一个知心的陪伴人，随时为其开导解劝。采访中，笔者发现，吴女士的老伴就是这样一个对结发妻子体贴入微的人。在吴女士对生命绝望时，其老伴能用美丽的谎言引导她远离地狱，走向天堂；当吴女士苦闷时，他又能天南海北古往今来，给她讲述故事，让她从故事中吸取甘露湿润心田；当病痛向吴女士袭来时，老伴又竭尽其能为她寻找妙方良药，或为她按摩推拿，或为她灌肠掏便。当吴女士精神饱满想一饱口福时，其老伴又手牵手陪伴她去寻找最好的饭馆……

采访结束时，吴女士这样对笔者讲：罹患癌症，让我看清了，生命长短都无所谓，只要活在亲情、爱情、友情里，有一个好的家庭和好的社会，多活一天都是福，不枉人世来一趟。最后，吴女士特意表示："我这'癌王'患者能有今天，我真心感谢于保法！他是我的大救星！"

第三章

金钱和疗效，肿瘤治疗中的经济博弈

一、天价抗癌药现状

但在过去的 40 多年里，围绕癌诊疗催生了一个巨大的消费市场。我们看到一批又一批治疗癌症新技术粉墨登场，生物方面的有干细胞移植、放射性粒子植入、树突状细胞疫苗和病毒携带自杀基因注射以及金属蛋白酶和微小核糖核酸抑制剂开发等，物理方面的有电场、激光、微波、射频和质子应用，但似乎无一能够持续长久。此外，还有手术、放疗和化疗三大传统治疗方法上的不断改进等，真可谓是五花八门、令人眼花缭乱。近年来，分子靶向药物成为治疗癌症的新宠。这类药价格高得离谱且疗效并不稳定。动辄花几万元甚至几十万元。

2014 年代购印度仿制抗癌药被刑拘的深圳李氏夫妇，目前已被取保候审，等待着未知的法律惩罚。警方将李某某带走时，在他的办公室和住所查获 30 余盒印度仿制抗癌药。一同因涉嫌销售假药被刑拘的还有李妻，她是某通信公司长期驻印度员工，负责在印度购买仿制药，交由丈夫在淘宝销售。

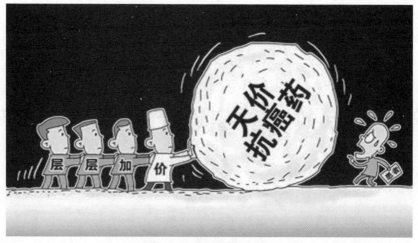

图 1　天价抗癌药的形成

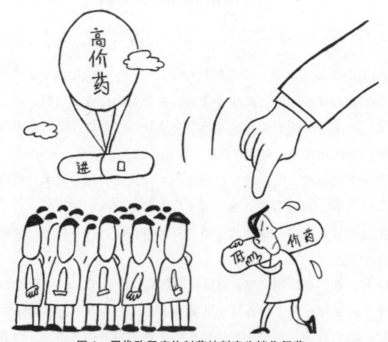

图 2　因代购印度仿制药被判定为销售假药

　　李氏夫妇并非因代购仿制抗癌药被刑拘的第一例。2011 年，深圳某知名企业派驻印度员工何某被抓获时，其淘宝账号已经累计收取了 280 万元。

　　根据《中华人民共和国药品管理法》，销售未经批准进口的药物，按假药论处。尽管印度仿制抗癌药的药效没有在其他国家得到权威认证，然而，巨大的差价、求生的欲望让代购这条快捷途径显得颇受欢迎。

在对印度仿制药诸多议论之后，最终，人们回归到这样一个问题：中国内地的进口抗癌药为什么这么贵？

以肺癌为例，肺癌居中国癌症发病及死亡的首位。2015 年，中国肺癌药物市场规模已达 226.50 亿元，自 2010 年以来年复合增长率达 21.13%。目前国内肺癌治疗的小分子靶向抗肿瘤药领域主要有埃克替尼、吉非替尼和厄洛替尼等。据正在创业板 IPO 的贝达药业招股书披露：埃克替尼终端零售价约为 3000 元/盒（7 天用量），厄洛替尼终端零售价约为 4200 元/盒（7 天用量），吉非替尼终端零售价约为 5000 元/盒（10 天用量）。

《中国药物评价》文献显示，对于肺癌患者的每个质量调整生命年，厄洛替尼的用药成本为 46 万元，吉非替尼为 35 万元，最低的埃克替尼高达 25 万元。

抗肿瘤药的价格如此高昂是否合理姑且不论，但几乎可以确定的是，很多抗癌药价格中拥有打对折的空间。

招股书显示：贝达药业的主营业务收入几乎 100% 的收入来自生产销售埃克替尼。仅靠这一款药，2016 年上半年的销售收入就达到 5.18 亿元，净利润为 2.12 亿元，净利润率高达 40.92%。据其招股书透露，2016 年上半年其生产成本合计为 4281.48 万元，成本占销售额的比重仅为 8.26%。

二、资源稀缺催生天价抗癌药

人类在这个地球上不是孤独的，人类的一举一动、一言一行都必定要与特定的资源发生直接或间接的联系。离开了资源，人类的生存和发展就无从谈起。小至个人，大到民族、国家，无不如此。人类从太阳和地球那里可以得到满足个人赖以生存以及种族得以维持的足够的甚至可以说过剩的能量。

但是，人类的需求是无限的，相对于人的需求来说，任何资源都可能是稀缺的。资源的稀缺性是被人类自身"制造"出来的。人类不断追求更高的物质生活条件，追求更高的生活质量，而这种追求不可避免地会遇到时间、空间和各种资源的限制。这也就意味着，人们在不断地为自己制造出更多的难题和更大的麻烦，于是又要花力气发展自己以解决这些问题、克服这些困难。从这个意义上讲，稀缺性在人类生存的意义上可能不称其为问题，但相对人们的"过度需求"之言时，稀缺性的假定就无疑是成立的了。

经济学认为，人类之所以进行生产活动，是为了满足自身的消费欲望。想象一下，如果人类所需的各种资源不是稀缺的，而是极大满足的，那么世界就会完全变样。自然界中不会有优胜劣汰，不会有厮杀，每个生命体都可以得到满足。人类社会将进入类似于共产主义的时代，按需分配。人们不用工作，不用考虑买房子了，也不用考虑衣食住行，一切资源都是富足的。当然，这样的世界只能出现在我们的幻想之中。如果我们假设人类所需要的资源是取之不尽、用之不竭的，那么就没有人会考虑成本和节约。例如，我们呼吸的空气是没有什么稀缺性可言的，任何人都可以随意自由地呼吸，所以并没有专门研究分配空气的学问。但在实际情况中，大多数自然资源都是稀缺的，人类的产品几乎都是靠消化自然资源来生产的，所以人类产品也都是稀缺的。而经济学是研究如何生产、分配和利用这些资源和产品，以节约资源，达到最佳配置的。举一个简单的例子，过去人们认为水资源是无限的，所以不太重视用经济手段调节水资源的利用。现在看来，水也是稀缺资源，于是很多国家开始提出节约用水，开始用经济手段来调节水资源的分配。例如我国对工业用水多收费，目的就是为了节约工业用水。

资源的有限性与人们需要的无限性之间的矛盾是人类社会最基本的矛盾，人们需求的无限性及各种需求之间存在矛盾，是当今世界一个最基本的事实。就抗癌药物而言，一方面是患者需要不断地更新抗癌药物以获得更高的疗效和更长的生存期，但另一方面高昂的研发成本制约着抗癌药的研发，一种新药物的研发往往花费超过 10 亿美元。因此为鼓励药企创新，各国对专利药都实施厂家独立定价权，以便让药厂在专利期前收回成本、获得利润，这就需要高昂的价格支撑。中国是仿制大国，但创新能力不强，中国市场几乎没有靶向药物的仿制药，构不成竞争，加剧了靶向药物的稀缺，靶向药物的药价自然降不下来。

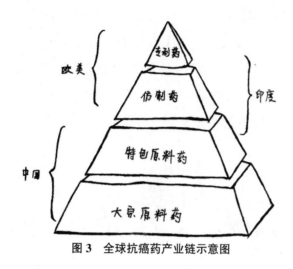

图3　全球抗癌药产业链示意图

三、制度缺失催生天价抗癌药

舆论把矛头指向了患者吃不起的天价抗癌药，追问为什么同一药品在中国的价格比外国高那么多？仔细分析，其实这种国内外巨大价差的问题远不只出现在抗癌药上，这不只是进口专利药，而是中国药品的普遍问题。

从媒体曝光的一条新闻中可以窥见药价虚高的一斑：上海一市民发现，自己在同一家医院打的同一家厂家生产的同一种破伤风针，居然在半年内从1.8元涨到了36.5元，涨了19倍，而药物成分及含量和药理作用及临床适应症没有任何变化——面对舆论的质疑，各方互相"踢皮球"。医院说药企定价如此，药企说经过物价局审核，物价局说符合发改委文件，当地发改委只能硬着头皮解释：涨价符合规定，涨价是因为企业改换生产线提高了工艺成本，严格地说，不能算是同一种药。

由这一个案例可以看到药价定价的混乱及其背后的问题：层层加码，"雁过拔毛"，每个环节都有人捞一笔。药厂把药品出厂价大幅度提高，以便承担推销药品过程中的各种费用、折扣和回扣；批发及代理商再层层堆积，把每个环节的费用都累加在药价上，交由患者承担；到了医院那一层，在以药养医的制度激励下，掠夺者更多了。正如有人总结的：在招标阶段，药剂科主任、药事管理委员会、采购、库管决定药品能否中标，要拿回扣；中标后，科室主任和临床医生因直接决定药品临床销售量，要拿回扣。临床医生更不用说了，还有决定着药品回款率的财务科。

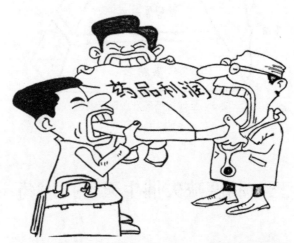

图 4　层层加码，各环节不断加价是导致药价虚高的原因

时任中国外商投资企业协会药品研制和开发行业委员会（RDPAC）执行总裁萧滋杰（Jeff Schultz），2008 年底曾对媒体表示，中国内地药价高是因为医院 15% 的药品加价，流通领域 70% 的加价以及征收的 17% 的增值税。

尽管流通领域 70% 的加价不是固定值，按照现 RDPAC 沟通部总监左玉增的说法，"流通部分 70% 的加价只是一个范围"，因为"要经过好几道经销商"。

制药巨头的物流和商务费用占药价的 7%~8%，其中物流费约 2%。涉及的经销商一般在 3 道左右，每道经销商溢价 5%~7%，在最后一道程序，也就是最后一级经销商到医院的链条上，会溢价 7%~8%。

中国内地药品的增值税率为 17%，高于欧洲各国的平均值 8.8%。英国（前提为药店购买）、美国、澳大利亚等国家的增值税均为 0%，在增值税率为 25% 的瑞典，对药品也进行了减让，瑞典药品增值税为 0%。

按照规定，内地医院还可在实际购进价的基础上加价 10%~15%。在某医院，赫塞汀的中标价为 21613 元，零售价为 24854.9 元，加价了 15%。每卖出一盒赫塞汀，医院可盈利 3242 元，也就是说，成本越高，医院盈利越大。

如果把 15% 的药品加成拿走，好多医院都活不了，因为政府只给医院 5% 的财政支出。以药养医是政府的问题，不是医院的问题，也不是医生的问题。

15% 的价格是明的回扣，而在实际操作中，暗的回扣也时有发生。先后在默克（德国制药公司）和诺华（瑞士制药公司）做过医药代表的阮步雯（化名）告诉南都记者，在和医生的接触中，有小部分医生会直接问她有没有回扣。"我听说有的人会这么做，但我从来都说没有。"

阿斯利康 2012 年报称，该公司正在对包括中国在内的一些国家的不正当行为进行调查，包括销售行为、内部管控、部分经销商、与医护人员及政府官员的交往等。

相比内地进口药需要走过的层层通道，除了没有增值税，香港的诸多加价部分也不存在。何重文告诉南都记者，香港公立医院的药物都由医院管理局统一向厂家采购，在医院按原价销售，"批量采购的价格是可以商议的，此外，若药物具有可替代性，价格也肯定会下降"。

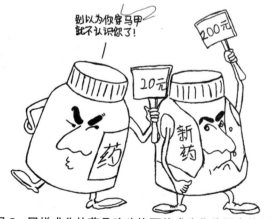

图 5　同样成分的药品改头换面就成为售价更高的新药

中国大陆比较特别，有其他成本，只要你不改它，它一定会加到药价上去。

再便宜的药也经不起这层层加码，我们的药价能不世界第一吗？本就价格不菲的抗癌药经过重重环节到了患者那里，能不成天价吗？由于这些药的不可替代性以及保命的重要性，中国流通环节中的层层加价会更加严重。加上在我们的医疗环境下，这种抗癌药又进不了医保目录，患者更吃不起、不敢吃了，于是就有了上千名病友"冒着违法的危险"购买海外仿制抗癌药"格列卫"。

抗癌药的中外价格的巨大差别，不仅暴露出中国药价的巨大制度成本和腐败成本，消费者所买的100元的药品中可能有50%左右进了回扣这个"黑洞"。从宏观角度看，这反映出的另一个重要问题是居民个人卫生支出比重过大而政府公共投入过少。老百姓之所以觉得药价高，是因为在药价结构中，老百姓支出比例过大。

关于政府预算支出卫生总费用的比重，王绍光教授在《人民的健康也是硬道理》中提到了一组数据：在改革开放初期，这个比重为36%，到2000年，下降到14.9%。与此同时，社会支出的份额（公费医疗经费）也从44%下降到了24.5%。结果呢，居民个人卫生支出的比重年年攀升，从1980年的23%升至2000年的60.6%。可以看出，这些年中国卫生总费用的增长主要是由居民负担的，怪不得老百姓觉得药价这么高。

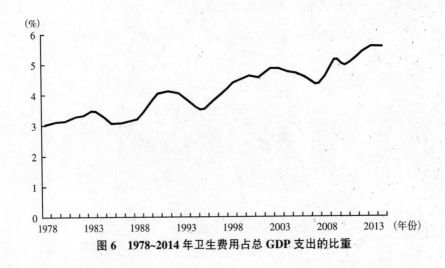

图6　1978~2014年卫生费用占总GDP支出的比重

让老百姓生了病而不至于因为吃不起药而等死，不仅要改革医疗体制，更要加大政府投入责任，不能把百姓吃药问题都推给市场。

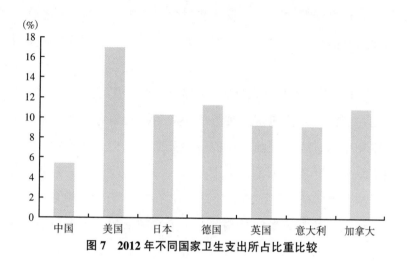

图7 2012年不同国家卫生支出所占比重比较

四、金钱和疗效不成正比：天价药的反思

分子靶向治疗药物因适应症宽、使用方便、易于推广且尚有收费高、风险低等诸多优势尤为引人注目。加之缺乏监管或是监管上的放纵，从而为那些制药的、卖药的、开药的乃至管药的等一系列利益链上的相关环节带来了利润。打头阵的一些国际知名制药企业，几乎无一例外地投重金开发，随后药品流通行业紧跟其后大力促销，接着大批临床医师便像是有了治癌法宝似的向患者及其家属推荐。此外，尚有媒体旁敲侧击叫好，甚至慈善机构也在出力。就这样，那些名目繁多的分子靶向治疗药物在不顾市场有无承受力的情况下不断涌入临床。与此同时，对此类药的质疑也接踵而至。作为分子靶向药发祥地的美国，早就有不少学者用"hype"（即"炒作"）一词描述这一利弊不清的治癌方法的推广。所有这一切像是在昭示，分子靶向治疗高调、混乱的一面已经让其陷入难以自拔的泥淖，最终有可能像历史上许多癌症治

疗方法一样，难逃走向衰败的命运。

唯有治病救人之功效者且毒性可以耐受者才能为药，但临床中不是没有使用了一些有自身问题的药而引发威胁生命的例子。尽管制药企业口口声声称分子靶向药物治疗是一种高效、安全的方法，但实际应用中还是不免让人有些担忧。

一位女性肺癌患者，病理诊断为腺癌且无吸烟史。按照业内的规定，这类病人使用易瑞沙或特罗凯这两种分子靶向治疗药的有效率可能为60%。家属认为，不用手术，仅靠服药，就能像治高血压那样治愈癌症，如此轻易化险为夷岂不是一桩好事。于是，两个儿子按照医师建议，用打工挣来的钱让母亲吃上了分子靶向药。但事与愿违，在花了10多万元药费后病情还是在恶化。更让家属揪心的是患者对易瑞沙产生了精神依赖，即使没有效果就是不愿停药，这样又苦苦支撑了一个多月，最终还是撒手人寰。我想，如果当初不是这样选择，可能就有不一样的结果。

另一故事虽短但结局更惨。靠做水产生意赚了大钱的一位老板在确诊为肝癌后因肝功能受损不能手术，于是在医师引导下服用多吉美（又名索拉菲尼），这是一种被认为是迄今为止治疗肝癌最为有效的药物。用世上最好、最贵的药治疗自己的病，这让患者颇感自豪与欣慰。但好心情维系的时间并不长。这药像是在捉弄他似的，先是服药一周后出现了大片难以忍受的药疹，接着肝功能进行性恶化，再随后腹水来临，所有这些令他痛苦万分，即便如此就是不愿停药。生命终结前一天，他的记忆里还有吃药一词，前前后后折腾不足三个月的时间。最让这位患者遗憾的或许是至死他也没有过上那种有疗效感受的日子。更不幸的是，多吉美所致的不良反应他却没有错过，几乎没有生命质量可言，无异于饮鸩止渴式的自杀。

在世界范围或者在我国，类似这样的病例很多。可惜我们没有这方面的数据，而有的且大量的是那些在药商赞助下分子靶向治疗药获得疗效方面的文献资料。即使追根溯源似乎也找不出谁对谁错，最终的问题还是在于治愈癌的难度太大。

其实我们对癌症的认识并不模糊，一些人明明知道癌如恶魔，不易对付，却不甘罢休，又经不起那些花言巧语诱惑，而且由那些专业权威之口说出来的建议更是不好拒绝，尤其在绝望、无助时轻信有灵丹妙药的存在也并不意外。另外，世上有些人总是善于把科学技术与商业巧妙融合，炒作概念，捕捉赚钱机会。分子靶向治疗药物的如此大规模的开发和应用大概能算这方面的典型。

不错，分子靶向治疗药物的确是癌症研究的方向，但现在并不是其最佳的实施时机，主要原因是这类药价格高得离谱且疗效不稳定，以我国的国情而论，显然不宜普遍推广。以肺癌分子靶向药物治疗为例，易瑞沙能否获得疗效理论上说主要取决于患者癌组织中有无相关基因突变，但问题是检测技术同样难以普及，故目前我国大部分医师都是在不知患者基因有无突变状态情况下使用此类药，疗效自然难以保证。另外，即使做了基因检测，又由于体外检测结果并非一定就能真正反映患者体内真实状态，因此即使按部就班做基因检测，往往对预测疗效也是白搭。

一项对大宗晚期肺癌病例的对照研究结果证明了上述观点，一组患者用易瑞沙，另一组为选择传统的化疗，结果显示，两组在总生存率方面比较并无差别，即疗效相当，无论患者癌组织中有无异常的基因突变都是如此。由此可见，即使检测到有基因突变也不是决定选择分子靶向治疗药的关键，而研究证明检测基因突变量的高低才是最主要的，但这无疑增加了操作上的难度。

此外，一般而言，联合治疗，即采用多种手段同时出击治疗癌症所获得疗效应该优于单一方法，但并非一定如此。有研究发现：晚期肺癌患者在接受化疗基础上再联合两种分子靶向药物——特罗凯和安维汀，结果显示联用靶向药物一组患者的生存期不是延长反而缩短。

关于分子靶向治疗还有更让人失望的研究结果，只是有文献可查的较少而已。2010年7月世界上最有影响的美国《临床肿瘤学杂志》在线发表了三项分子靶向药物联合化疗治疗晚期胰腺癌的临床研究，但无一显示有效。前面提及的多吉美，其使用前提是肝功能正常或略有损失的肝癌，即使有效也只是延长患者生存期仅在两个月左右，而对有肝功能损伤严重的患者不主张使用，否则结果适得其反。另有从 2013 年 5 月召开的美国临床肿瘤学年会上传来的消息称：安维汀，这种在全世界应用范围最广、患者人数最多的分子靶向治疗药物，有研究发现其治疗颅内恶性肿瘤结果无效。

美国同样也是分子靶向治疗药的受害方，目前已受不了这类药的高额支付并已出台许多政策限制对其盲目滥用。2011 年 11 月，美国食品药品管理局不顾癌症患者及家属反对，痛下决心，将安维汀这一最热销的靶向治疗药物从治疗乳腺癌的医保支付范围中剔除，原因在于其价高、疗效有限且副作用大。英国的癌症专业权威机构在这方面也有相应动作，已决定废止将安维汀用于治疗卵巢癌。而我国至今尚无这方面报道，现状是无视国外同行的反思，还在继续扩大分子靶向治疗药物的应用范围和患者人数。

至于分子靶向治疗药物为何有如此广泛影响，我想原因无非在于这类药可获得高额利润。除以上提及的几种外，还有格列卫、爱必妥、赫赛汀、美罗华、希罗达和万柯等一大批分子靶向治疗药在世界范围都得到了广泛应用。近期又有一批获得了美国 FDA 进入临床使用的批准，如治疗前列腺癌的 Provenge、黑色素癌的 Yervoy 和肺癌的 Crizotinib 等；尚有长长一串还在处于开发或等待审批阶段。

安维汀在美国用于治疗结肠癌仅一年的费用为 10 万美元，治疗晚期前列腺癌的 Provenge 竟高达 9.3 万美元，Yervoy 更是让人咋舌，一个疗程用药四次三个月耗资达 12 万美元。但让人看不懂的是同样是工业化产品，靶向药物价格为何不是随种类或产量增加下降，反而节节攀升。让患者及其家属拿出的是大把的真金白银，得到的仅仅就是几周或数月的生存期延长，甚至有可能不是延长反而缩短，且没有考虑生活质量，这值得吗？针对这一怪圈，一位美国卫生经济学专家尖锐指出：动辄花几万、几十万美元，这样的治疗仅能为病人延长短暂的生命，无论从经济角度，还是从道德层面考量都站不住脚。

虽然分子靶向药物的疗效还不能肯定，而由此带动药企大鳄盈利大幅上升则十分明显。有人做过统计，在 2012 年全球最热销的 15 种药中有 3 种为分子靶向治疗药物，分别为赫赛汀排第 8，安维汀排第 9，格列卫排第 14。

这不由得让我想起默克公司创始人乔治·默克曾说过的话，"药物为人类而生产，不为追求利润而制造"。问题是实际效果到底如何？

癌症一旦发现为晚期，似乎一切都晚了，什么方法，包括分子靶向治疗药同样难以奏效。然而，分子靶向治疗却自诩以引发癌症发病本质的分子为攻击目标，这一理论显然不成立。再者，既然为靶向治疗，目标应当专一，但实际中却不断有新的靶向药问世。

多数学者认为手术、放疗和化疗目前仍然是治疗癌症最有效手段，三者同样都以癌（当然包括癌组织细胞中的分子）为攻击目标，理所当然属靶向治疗范畴。手术的优势在于其可以将原发部位的癌组织和已浸润或转移至局部的病灶一同切除。化疗则可以像撒网一样将术后残留或因扩散而不能手术的癌组织（当然也包括其细胞中的分子）捕杀。放疗，尤其是先进的适形调强和质子放疗技术则有精确、安全方面的独特优势。三种常用方法虽有各种各样的不良反应，但疗效客观、无可置疑。

不可否认，癌组织细胞中的一些分子的变异在癌的发生中起重要作用，但我们至今对其中许多环节和机制依然知之甚少。癌与结核、溃疡和伤风感冒这类由单一病因引起的疾病不同，涉及因素多且相互关系复杂。已有研究证据提示：不仅是癌基因、酶和蛋白中的分子，还有癌组织周围的一些血管、纤维和基质组织结构也与癌发生、发展密切相关。而且，癌还可以随其所处环境变化而变化以构建更适合自身生长的条件，因此要想制服癌症并非轻而易举。理想的癌症治疗方法应该是对癌症发生发展过程相关的所有成分都应纳入攻击范围内并实施最全面、最彻底的围剿，对人体损伤则不大，而分子靶向药显然不能满足这一要求。原因有两方面，一是其目标单一，即使多种靶向药物联合使用，相对于存在多靶点的癌组织所能起到的作用仍然甚小；二是癌组织对这类药同样可以产生耐药性问题，因此作用不可能持久。

既然分子靶向治疗药用于治疗癌还缺乏坚实的理论根据，那么自然就会在实际应用中出现这样或那样的问题。相比而言，我国在这方面所暴露出的问题更为严重，用一个"乱"字概括并不为过。一些有研发能力的专业癌症诊疗机构几乎全成了国外药制造企业实施新药临床实验的"跑马场"，在利益驱动下只得为别人做事，致使自主研发能力荡然无存。

我国的药物制造企业由于对开发投入过少，得到的自然少，以致造成目前此类药物几乎全部来自国外。少数医务人员在使用分子靶向治疗药时并非以患者利益为先，任意扩大的适应症，盲目用药，加之外部监督乏力，致使这类药在我国滥用现象十分普遍。另外，这类药在我国大多地方尚未能纳入医保报销范围，因此对大多数癌症患者而言，根本无力承受使用分子靶向治疗药所产生的经济负担。

五、掌握秘诀，不花钱的疗效来源于自己

快乐的力量是无穷的。在这里想讲个故事，这有一个真实的、美丽的故事。

在美国的一个实验室里，48 岁的大卫·威斯里是美国南佛罗里达大学健康科学研究中心的首席调查员。2003 年初，他先后听到了两个英国好朋友不幸的消息：一是韦德患了严重的冠心病；二是詹姆斯被检查出直肠癌，已是晚期。更为不幸的是，韦德的妻子安妮不久也被确诊为患有乳腺癌，而且也是晚期，医生预测韦德和安妮都只有 3 个月的生命，两人在伤心中决定周游世界。

两人将 4 万英镑慷慨地交给了旅行社，只向旅行社提出了这样一个要求：因为不知道哪一站是人生的终点，所以请旅行社不要限制他们的旅行时间，直到他们中的一个离开人世，旅行合同才自行终止。旅行社通过调查得知，他们的确时日不多，于是欣然签下了这样一份特殊的旅行协议。

这期间，韦德夫妇邀请詹姆斯一同前往，詹姆斯对此怦然心动，但威斯里却坚决反对，他认为 3 个人都不应该放弃治疗，哪怕有一线希望都应为生命争取生存权。韦德夫妇未改初衷，他们选择了 5 月 7 日从英国出发，乘坐豪华游轮到世界各地旅行，而詹姆斯则选择了前往佛罗里达州，接受威斯里

对他的治疗。

在威斯里和生物工程实验室其他同仁的共同努力下，詹姆斯的病情很快得到控制，他活过了医生预言的"末日"，并继续存活了 1 年多的时间，直到 2004 年 6 月，詹姆斯告别了人世。

这期间，韦德夫妇音讯全无，威斯里悲哀地意识到他们早已不在人世。

2004 年 11 月 7 日，威斯里突然接到一个从英国打来的越洋电话，竟是韦德的声音！韦德在电话里兴奋地告诉威斯里，在英国最权威的伦敦皇家医院检查发现，不仅安妮体内的癌细胞全部消失，就连他的冠心病也处在没有危险的稳定期！威斯里惊讶极了，一日后，威斯里抵达了伦敦。韦德和安妮早已等候在机场，看到两人容光焕发、精神矍铄的样子，威斯里几乎不敢相信自己的眼睛。

当天晚上，威斯里详细询问了韦德夫妇旅行过程中的身体情况。韦德直言，两人当时只贪恋旅途中的美景，根本没空想自己的身体状况，而且精力越来越充沛。因为一年后他们在旅行中产生的费用，已远远超过了出发前交的 4 万英镑，回到英国伦敦后的韦德夫妇，主动提出了终止合约，旅行社这才如释重负。而这时，距离他们出发前的 2003 年 5 月，时间已过去了整整一年半。回到家乡的韦德夫妇迫不及待地去伦敦皇家医院做了全面身体检查。正是夫妻二人在这次对壮丽大自然的美好体验中，渴望生命长久再长久的意念，让他们的身体细胞结构产生了奇妙的变化，成功击退了医学手段无法解决的病魔！

此时，威斯里想到了詹姆斯，心里突然涌起一股强烈的负疚感：要不是自己强行将詹姆斯拉进了自己的实验室，那他现在也会站在自己的面前，内疚的心竟使威斯里一度患上了轻度抑郁症。2005 年 3 月，威斯里和他的同事经研究发现：心脏分泌的荷尔蒙能起到彻底控制人体癌细胞的作用！对缓解冠心病的症状和肾衰竭都有疗效！这就是为什么安妮体内的癌细胞莫名消失，韦德严重的冠心病也能得到有效控制的根本原因。

2006 年 6 月 20 日在费城召开的美国内分泌学会的年度会议上，威斯里的这项全新的发现，成了最引人注目的议题。

2008 年 3 月 17 日，威斯里向全世界公布这张上帝的终极底牌后，举世震惊，这等于为每一个绝望的生命都带来了重生的福音！当美国最权威的报纸《纽约时报》的记者，采访中盛赞威斯里时，谁也没想到，威斯里竟会情绪十分低落地说："西医鼻祖希波克拉底早在公元前 5 世纪就说过，并不是医生治愈了疾病，而是人体自身战胜了疾病，但是我对这句话的领悟却太迟了。如果我早 5 年明白这个道理，我的同窗、优秀的物理学家詹姆斯，就不会在我的无知劝阻下，丧失他本有权得到的这最后一件礼物了。"

现代研究发现，大脑的额叶、海马、中缝核、蓝斑核控制着人的能动性、认知性、记忆力、注意力、情绪等，同时也影响着人体器官细胞的新陈代谢和各自的特殊功能。受先天遗传和后天环境诸因素的影响，每个人具有不同的认知方法，不同的性格，从而产生出对待自然界和社会各种现象不同的情绪、意志和处理方法，产生各异的后果。

一个健康的人体"司令部"——大脑，能够统率全身以积极活跃的方式抵御自然界中有毒有害物质（如致病菌、病毒、物理、化学污染）对人体的损害，或将这种损害造成的人体伤害降低到最小程度，并在与自然界的斗争中产生新的抗体，锻炼细胞和体液的免疫力，延缓人的自然衰老；并以积极的认知态度正确地对待社会，乐观地应对各种困难、挫折、失败，充分享受人生，永不言败。

为了战胜癌症，全国许多地方，如上海、北京成立了抗癌俱乐部，许多癌症患者除了药物治疗，还组织在一起唱歌、跳舞，练太极拳、太极剑，欢乐人生，他们不但没有被癌症吓倒，还充分享受人生快乐，因而他们的生命延长 5 年、10 年，甚至完全康复。

国内一位老体育教授，他患了早期肺癌，且经气管镜取活检证实为癌变组织细胞，他没有悲观害怕，每天继续练太极拳、太极剑，积极有规律地生活，锻炼身体，合理饮食，一年后不但没有出现生命危机，拍片显示癌块消失了。人体有细胞免疫系统，如巨噬细胞、白细胞、淋巴细胞，有体液免疫系统，如各种抗体、免疫球蛋白等，这两类免疫系统在大脑的统一指挥控制下，发挥免疫功能，抵御和消灭了癌细胞和各种细菌、病毒的侵害。

毛泽东在《矛盾论》中指出：内因是根据，外因是条件，外因通过内因起作用。只要我们提高自身的免疫力，并配合药物合理治疗，许多癌症是可以战胜的。

基础医学研究证实，因发怒、生气，一次所产生的自由基、5-HT、组胺、乳酸等有毒有害物质，5~10 天内难以完全排出体外，因而大大降低了机体的抵抗力，损害了我们体内的免疫系统，使许多疾病甚至癌症乘虚而入。

有人把体内因生气、激动、不愉快而产生的有害物质，比喻成一台超载的汽车上坡时加大马力所产生的滚滚浓烟，污染和伤害着我们的机体。因此，我们主张与癌魔、与疾病作斗争中应笑口常开，有人曾说，面对死亡我放声大笑，魔鬼的宫殿在我的笑声中动摇，这是多么雄伟的气魄。某位伟人青年时期就曾说：天不怕，地不怕，鬼不怕，与天斗其乐无穷，与地斗其乐无穷，与人斗其乐无穷。

同样的道理，我们要战胜癌魔，也要有必胜的信心和勇气。切不可一听说自己得了癌症，就精神崩溃，本来能正常生活，也躺倒不起，不吃不喝，结果是被癌魔吓死，然后饿死。

快乐如此重要，那么你快乐的秘诀是什么？

（1）主动寻觅、用心追求才能得到。追求快乐首先要知道快乐不是唾手可得。它既不是一份礼物，也不是一项权利；你要主动寻觅、努力追求，才能得到。当你领悟到不能坐等快乐降临的时候，你就已经在追求快乐的路途上跨出了一大步，接着在这个路途上继续前进，你必能到达快乐的真正境界。

（2）扩大生活领域、尝试新的事物。人生的路上本就风光无限，当你很用心寻找的时候，就会发现一个个新鲜的东西，无论是人或事物，无论是动物或景色……要善于发现，你要学会欣赏；学会揣悟；学会拿来；学会给予；学会像鱼儿般畅游大海；学会像马儿驰骋草原，你会因此而惊喜不已。用心感悟，那是多么美好的事情，你会从中获得新的满足。可惜许多人往往忽略了这一点，借口就是没心情、没时间、没机会，平白丧失了使自己获取快乐的良机。许多人以为自己应该等待一个适当的时机，没想到这种快乐随处可寻到。任何人的生命都不是精心设计、毫无差错的电脑程式，所以应该鼓起生活的勇气，使自己快乐起来。

（3）天下所有的事情并非只有一个答案。一般病人往往认为自己得了癌症，这一生就快要尽快地结束了，还有什么快乐可言，这种想法未免太狭窄了。患病固然痛苦，可是这并不表示你从此就与快乐绝缘了。记住任何事情的最终结果都不一定只有一个，这要取决于这件事情的过程，取决于你在这个过程中的态度和抗争，英国人韦德和安妮夫妻俩就是一个最好的例子。当然，你的放弃和颓废使你的生命最终就会得到一个答案。

（4）当面临病魔的时候，要继续追求你的梦想与希望。也许你患病前在追求着自己的梦想，也许你的梦想由于身体健康时的繁忙无暇顾及，那么现在你可以继续，更可以开始，想文学创作，就奋笔疾书在案头；想畅游世界，就背起行囊走四方……只要能使你产生无比的快乐。

（5）关心周围的人、事物。如果你整日愁眉苦脸，唉声叹气，你的生命就会越来越脆弱，更无快乐可言。假如你对某些人、事、物很关心的话，你对生命的看法一定会大大的改观。我们虽然平凡，做不了什么惊天动地的大事，至少可以帮忙学童上下学，为病人念念书，到老人院打打杂，甚至把四周环境打扫干净……只要付出一点点，你就会快乐些。关怀了别人，得到了承认，不但能对社会有所贡献，更能使自己枯燥乏味的生活，变得非常有情趣。

快乐的滋味如人饮水，因人而异。能使别人快乐的事物不一定能使你快乐。唯有你自己才知道该如何去追求快乐。可是记住：千万不要守株待兔！快乐是只狡猾的兔子，你努力用心去追寻才能得到！

快乐不是没有烦恼，每个人都有烦恼，但并非人人都不快乐。快乐也不依赖财宝，有些人只有很少的钱，但一样快乐；也有些人身家丰厚，但也不见得终日笑口常开。

希望快乐永存你心间。

六、利他方式决定了患者治疗费用的多少

自古以来，人们就对人性本善还是人性本恶有着不休的争论，但无论哪一派人都不否认存在抽象的普遍的人性。"性相近，习相远"正说明了这个道理。人性会不会变呢，13 世纪亚美尼亚的作家奥洛比安的寓言——《银鼠和老龄》则说明了人性的不变性。

经济学则假设人的本性都是利己的，即所从事一切活动的目的都是为了追求个人利益最大化。经济学建立在这种人性假设基础上，因此经济学的基本前提是理性经济人的假设。理性经济人就是一切行为目的都是为个人利益最大化的人，经济学正是在这一假设之下研究资源既定时的最大化问题。如果离开这个假设，经济学的全部内容都要被推翻。经济学为何有这样的一个假设呢？其实相对于现实本身来说，所有的科学都不是真实的，因为科学都有自己的假设，在这个假设之下，推演出一系列的结论。经济学也同样如此，所有科学上的理论并非现实本身，而仅仅是对现实的解释。因为现实本身太过复杂，任何力量都无法百分之百地反映现实。因此，经济学也仅仅是对现实世界的一种解释，作为一门科学，经济学也有自己的假设——理性经济人。理性经济人假设的意思是说，每个人，这个人不但包括自然人，也包括厂商，都是在给定约束下追求自己利益的最大化。因为资源的稀缺性，人们总是受到资源稀缺的约束，例如收入的限制、工作时间的限制、价格的限制；等等，人只能在这一个个约束下追求个人利益最大化。整个经济学大厦建立在这个假设基础之上。

经济人假设的实质是对人在社会中的经济行为共性的提炼，是人的经济行为的基本特征。西方经济学家对"理性经济人假设"这一基本命题进行了不断的反思和修正，其发展主要经过了 5 个阶段：

（1）古典经济学的"经济人假设"。早在 17 世纪，英国经济学家威廉·配第就提出了这样的观点：每个人与生俱来的本性就是自私自利，一切经济活动和经济过程都是以自私自利的秉性为最根本的因素和依据。但是威廉·配第并没有明确提出经济人这一概念。18 世纪，亚当·斯密在《国富论》中首次提出了经济人概念，并对其进行了清晰的阐述，"我们之所以会从屠夫、酿酒者或面包师傅那里得到我们饮食之所需，并不是出于这些人的仁慈或善行，而是出于他们对自身利益的关怀。我们与这些人打交道时所想到的也绝不是他们的仁爱，而是他们的利己之心，他们所想到的也绝不是我们的需要而是他们的利益。"

亚当·斯密的这段论述向我们表明：人与人之间是一种交换关系，消费者能够获得食物和饮料，是因为商家们要获得自己的利益。亚当·斯密经济人假设的核心和精髓是：在经济社会中，人天生具有追求个人利益的动机，人们在通过市场活动实现个人利益的同时也会增进社会利益。个人利益与社会利益总会存在冲突，亚当·斯密把解决冲突的方法寄希望于一只"看不见的手"，主张通过市场竞争机制这只"无形的手"把经济人对自身利益的追求引导到促进社会利益的轨道上。亚当·斯密认为使每个人都自由地追求自己的利益是实现经济自由、满足"利己心"的最好途径。这是古典经济学家对"经济人假设"的基本观点，也成了近现代西方经济学赖以建立的基础。

（2）新古典经济学的"经济人假说"。19 世纪三四十年代，西方经济学爆发了一场"边际革命"，以边际法为分析手段，沿着利润最大化思想，整个经济学开始了数学化处理，经济学由此进入了新古典经济学的时期，"经济人假设"发展到一个新的历程。新古典经济学家面临的问题是：要使"经济人"成为"科学的经济学"的基石，就必须抽去"经济人"所包含的功利主义和伦理因素。如果抽去这些因素，那用什么巩固这一基石呢？经济学找到了"偏好"这一范畴，切断了"自利"与"自私"在理论上的任何联系，抛弃了主观因素，偏向了理性选择，进一步完善了这一理论。

（3）理性预期学派的"理性经济人假说"。美国芝加哥大学教授罗伯特·卢卡斯提出的"理性预期假说的应用和发展"从根本上改变了宏观经济分析，它加深了人们对经济政策的了解，由于这一突出贡献，罗伯特·卢卡斯获得了1995 年诺贝尔经济学奖。按照卢卡斯的分析，现实经济行为主体不仅仅是经济人，而且是理性的经济人，即在经济活动中，人们受自身利益最大化的驱动，具有了解完备信息的内在动力，而且有能力作出判断和决策。为此，经济分析的基本假定前提就应当是理性经济人。经济人具有理性预期的能力，从整体和长期看，人们的预期是合乎理性的，即预期值与未来的实际值是一致的。

（4）新古典厂商理论对"经济人假说"的修正。20 世纪 40 年代，一场以厂商的实际行为并不符合最大化行为的假设为起点的反对经济人抽象的批评开始了。其中，以赫伯特·西蒙的"有限理性理论"和莱本斯坦的"x 低效率理论"最具影响。赫伯特·西蒙认为人的行为理性是有限的，在现实的不完全市场条件下，信息是不完全的。人们必须对信息进行收集、加工、整理，这同样需要付出代价，而人的自身能力也是有限的，因此人的行为是有限理性。由于人的理性是有限的，了解所有备选方案及其实施后果，对不确定的未来估计出一致的现实概率，实际上是办不到的。因此，在决策过程中人们遵循的并不是最优原则，而是满足原则。继西蒙之后，莱本斯坦运用了"微观分析方法"，深入企业内部，把个人作为微观经济分析的基本单位，指出传统经济学所假设的企业利润最大化将由于"x 低效率理论"的存在而得以实现。

（5）新制度经济学派的"经济人"。新制度学派代表人物诺斯认为，由于人是社会的人，人在不同时间与不同地点会处于不同的制度环境中，在不同的制度环境中，人的具体回应是不同的。由于人总是社会中的一员，在一个人的生活目标中，不可能只有他自己。也就是说，人的行为目标是复杂的、多样的，因此，人的决策不是也不可能总是使个体利益最大化，而是取决于四周环境的制约，以及本能、习惯、习俗、从众等非理性因素的影响。新制度学派用"社会—文化人"来取代"理性人"，即用具有多重目标并且其目标在形成过程中受到他人决策及文化结构和意识形态影响的人，以取代单纯追求经济利益最大化的独来独往的人，无疑是一种意义深远的努力。因为它揭示出了人的多面性和复杂性，把对人的假定向现实又推进了一步。

人是高级动物，但首先是动物。动物都有趋利避害的本能，例如你给你的小狗喂食物，它会跑过来，这就是趋利；如果你拿起棍子打它，它就会跑开，这就是避害。趋利避害是出于动物自保的天性，因为只有先进行自保，才能谈得上其他，动物的本能就是这样。人也是趋利避害的，趋利避害就是追求自己利益的最大化。在任何情况下都是如此，这就是人性。古语说，两害相权取其轻，两利相权取其重。例如，其他的条件都一样，一份工作每月工资8000元，一份工作每月工资6000元，你当然会选择前者。再如，假如你不幸遇到了灾难，给你两种选择，要么断指，要么断腕。你会怎么办？当然是断指以存腕。断指当然害处不小，但为了保住手腕这个更大的利益就必须断指。这时候就是两害相权取其轻，毕竟断指的害处比断腕小多了。选择断指并非是为了趋害，而是为了趋利，是为自己争取更大的利益。

也许你会质疑，人不都是这样的，有的人经常做好事，他们都是为了别人好，该如何解释这些人的利他行为呢？利他行为主要有3种类型。

1. 亲缘利他

亲缘利他是指有血缘关系的生物个体为自己的亲属提供帮助，甚至作出牺牲。在生物界，这种"亲缘利他"在父母与子女的关系上表现得尤为突出。这种利他行为的对象主要是针对亲属，并且利他行为与血缘关系成正比。有关研究表明，在存在危险的情况下，人最想救的一般是与自己血缘关系最近的人。亲缘利他的意义在于，它符合生命延续的需要。从社会方面来看，亲缘利他行为使个体的灵魂有了寄托点，血缘成了灵魂的一个居所，个人在这种亲缘利他中找到了一种永恒的意义。人人都爱自己的父母，为了父母，人们愿意牺牲自己。为什么呢？因为他们是你的父母，与你有着割不断的血缘关系，如果他们是别人的父母，你未必喜欢。

2. 互惠利他

互惠利他是指没有血缘关系的生物个体为了回报而相互提供帮助。生物个体之所以不惜降低自己的生存竞争力而帮助另一个与己毫无血缘关系的个体，是因为他们期待日后得到回报，以获取更大的收益。互惠利他的实质是一种交换，因为人都是理性的，理性导致人类有预期，而且有利于形成公平的交往制度。有了预期和公平的交往制度，人们就很容易发生交换。互惠利他的交换主要是物质收益与精神收益的交换。如有些人以损失物质收益为代价换取精神收益，有些人以损失精神收益为代价换取物质收益，有些人牺牲眼前利益获取长远利益，他们这样做的最终目的都是为了自己获得最大的利益。

3. 纯粹利他

纯粹利他是指利他主义者施行利他行为时，不追求任何个体的回报。有些人在既没有互惠预期也没有血缘关系的情况下仍会发生利他行为。这种情况是客观存在的。这是因为这些人快乐的原因或者偏好，与一般人有些差别。对于大多数人来说，做那些于自己有利的事情才快乐；但也有一部分人，这些人当然是为数不多的一部分，对他们来说，事情于己有利是快乐的，但帮助别人，让别人快乐，他们会觉得更快乐。在这些人的偏好中，纯粹利他倾向更为明显，如果不做利他的事情，他们反倒少些快乐。

最终决定患者花费金钱数额的是医生，而医生与患者的关系恰恰是第二种互惠利他，表现为两种方式：①为患者取得疗效的同时获得应有的工作报酬；②取得更高利益的同时为患者取得疗效。这两者看似一致，但有本质区别，第一种本质是利他，利他的时候顺便利己；而第二种本质是利己，是利己的时候顺便利他，只不过大部分医生并不满足于前者，更多地参与了金钱交易，病人到医院首先想到的是能从该患者身上榨取多少利益。

据说"国外曾比较过化疗 4 次、6 次、8 次效果，发现 4 次效果与 8 次一样。至于实际治疗过程中，究竟应该化疗多少次合适，很难讲……一般来讲，手术后辅助治疗是 4~6 个周期。一般来说，医生采取一线化疗方案 2~3 个周期。如果效果好，可以继续用到 6 个周期。如果一线治疗方案不起作用，可以采用二线方案；如果一线、二线方案都没有作用，按照国内某些医院的做法，会继续采用三线、四线或者五线化疗方案——这其实已经是过度治疗了，这在目前很普遍。""按照国际做法，到三线治疗方案时，其实已经加入临床试验，美国是免费的，完全就是抱着试一试的心态，但转到南方医院治疗的癌症病人中，做过三线以上化疗方案的病人经常看到。"到三线治疗，因为是做试验的，所以在美国实行免费。为什么免费，药用得重了对身体伤害太大，会不会使病人恢复健康很难说，要先做试验。而我们做的却不一样，治病与做生意等同，医生尽可能地使病人多买他们的"货"，而不管后果如何。"'一般一次化疗的费用可以有很大松动，可以是 5000 元，也可以是 20000元，这就要看患者的经济承受能力'。在利益的驱使下，很多医生会劝说患者用较昂贵的化疗药。'本来只需要做 6 次化疗，但医生往往会做到 8 次甚至更多'。"一般人们都会以为用药越贵越好，其实这种想法是错误的。医生介绍化疗药物，往往暗示病人越贵越好，而不说对症最要紧。病人和医生实际都缺乏癌症治疗的一般知识，以为超标准、高强度放化疗才会"治愈"，而不知道严重的毒副反应对生命的危害。在治疗出现情况后医生还要求患者咬牙坚持。结果是不仅缩短了患者的生存时间，而且牺牲了生活质量。病人乏识是情有可原，但医生却首先想到的是药品的价格、医院的收入和自己的回扣，根据这些为患者开药，其本质是利己，在利己的同时出现疗效即利他更好，没有利他则将责任推给癌症本身，自己逃脱了良心的谴责。

七、采用经济肿瘤治疗方法是因为我有双重利他

在中国，这是一个很普遍的问题，一般来讲，医院级别越高，设备越先进，建筑规模越大，汇集的专家教授越多，越容易取得人们的信任。在肿瘤治疗中，我们应该看到，县级医院、市级医院、省级医院，三级医院的治疗模式是一样的，都是先推荐手术，不能手术的放疗、化疗，其治疗方法并没有区别。一般的手术的切除方式都是教科书式的，如果没有失误，三级医院的切除范围、术式应该是一样的，效果也应该一样。化疗、放疗，省级医院有的方案，县级医院同样可以做。但同样的治疗，越高级的医院其费用越高。

这就形成了一个有趣的现象，低级医院经过常规治疗效果不好的患者就推荐到高级医院，到了高级医院再把常规治疗换个方案（有的甚至方案都不换）重复一遍，效果再不好，再向更高级医院推荐……如果患者经济能力达不到，只能叹自己命不好，不能支持到更高级的医院治疗；如果患者经济条件允许，经过层层推荐，最后到了中国最好的医院，重复治疗，宣布无效，然后回家对症处理，等待死亡降临。

造成这种现象的一个根本原因是，目前各级医院肿瘤的治疗理念都是一致的，都是以杀灭肿瘤为目的。建筑规模的大小只是经济实力的象征，不代表理念先进。当年我出国留学也是为了更新自己的治疗理念，一个先进的肿瘤理念其目的必须是为了患者，而不仅仅是为了消除肿瘤。

不可否认，医院规模越大，级别越高，医院的人才储备越大，汇集的业界精英就越多，这些专家在一起，对肿瘤的研究非常深入，可以说肿瘤未来的治疗进展离不开他们的工作。

但具体到现阶段的肿瘤治疗，不论是专家还是普通的医生，都过于依赖仪器和先进的药物，如果没有先进的仪器和药物出现，他们的发挥就受到很大的束缚。可以说，用同样的化疗方案，专家和普通医生的治疗效果差别不大。现在肿瘤的治疗进展还是需要一种适合的治疗方法，从某种意义上说，发现一种新的治疗方式，比进行十年甚至二十年的肿瘤研究更值得肯定和鼓励。

1998~2000 年这段时间，我把重点放在了肿瘤内缓释药物的研究。在济南留学生创业园建立了实验室，做了大量的动物实验，以及组合药物的肿瘤内代谢动力学方面的研究，证实了这种组合确实能够使抗癌药物在肿瘤内缓释，对控制肿瘤的生长确实有效，临床上也取得明显的效果。

2000 年 6 月 22 日，经专家鉴定 "缓释库疗法" 达到国际领先水平。专家鉴定是一种认可和鼓励，本来想申请省里的科学成果奖，后来一想，其中有一部分鉴定专家是应我邀请而来，如山东的陈丽，中国医学科学院肿瘤医院的王绿化、李晔雄，若以此申请拿到了成果，恐被人指责不太真实，于是我放弃了。其实到那时，省科技厅董昭和厅长和石厅长都认为完全可以申办，是我自己压了下来。说实在的，我也想啊，但我觉得对待科学应严谨为上。

1999 年 2 月 17 日，我申报了专利，2004 年、2006 年分别拿到了美国、中国的发明专利。

我在实验室充分研究了缓释库药物的机理，大量的动物实验充分显示有疗效，组方合理。西医西药讲究联合应用，配制应用，肿瘤用药当然可以联合配伍，使不同的药物发挥不同的作用，起到联合杀伤肿瘤的作用，这才是最合理的用药，因没有人做这方面的研究，我就显得突出。放疗、化疗剂量增加就有副作用，剂量小了，就没有杀伤肿瘤的作用，我们使用"缓释库"对肿瘤局部治疗，把整个肿瘤杀伤，最大限度地减小了肿瘤的负荷，这时就可以使用小剂量的化疗，消除全身潜在的肿瘤。不像常规化疗，目的就是杀伤大的肿瘤，结果给病人带来了很大的毒副作用。

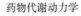

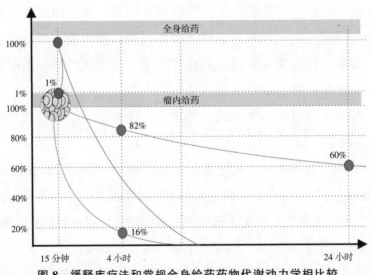

图 8　缓释库疗法和常规全身给药药物代谢动力学相比较

我的研究方向不是主流研究方向。一个小医院如果跟随大医院的主流方向走，肯定在后边，要落后的，必须有所创新、另辟蹊径才能有所作为，有所推进，有所应用，才能彰显一个留学回国大夫的见解。15 年了，这个研究方向是对的。

　　回国带回了不一样的概念，整合医学，有机地、合理地将各种有效治癌办法融为一体，最大限度地杀伤肿瘤，保护正常组织不受伤。"缓释库疗法"正是在这样一种理念基础上发明的，有外科式的穿刺操作，有计算机断层扫描（CT）、超声（B超）影像的定位，有几种药物共同注射于瘤内，形成缓释药物仓库，使药物缓慢释放，以杀伤肿瘤细胞，几乎没有什么副作用。这是一种中医式的理念治癌，驱邪不伤正，不但关注肿瘤，还注重人的整体，这样的理念和思想，被许多学者充分地理解和应用，成为一个癌症临床治疗的指导思想，应当是一件利国利民的好事。

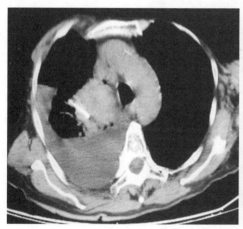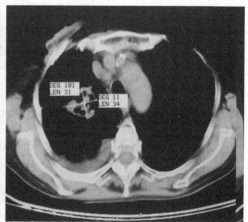

图 9　肺癌缓释库治疗前后 CT 图片

　　在全国上下都在讨论集资、生财、创造财富时，在我的医院急需资金的时候，我却一直致力于将抗肿瘤药物用最经济的方式用到肿瘤患者身上并竭尽全力地为解决患者看病难、看病贵奔走呐喊，很多人不理解，因为他们不知道我和别的医生不一样，他们是互惠利他，而我对肿瘤患者则是互惠利他和纯粹利他的结合，这一切源于我对母亲的愧疚。

　　应该说，每个人的内心深处都有梦想，有自己的人生理想和追求，对幸福生活的诉求与期待。一般人的梦想，大多都是对未来生活的憧憬，而我却与往事关联。我的梦想，起源于母亲的两次癌症，因为癌症夺走了我母亲的生命。从那时起，我就感觉癌症是人类未解密的"黑洞"。

母亲第一次患癌，让我立志要成为一名医生；母亲第二次患癌，让我有了"破解癌症黑洞密码，救治更多母亲"的梦想。和千千万万个家庭一样，母亲将自己无私的爱，全部给了我。

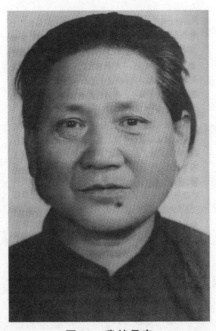

图 10 我的母亲

小时候我生活在一个充满了爱的家庭，父亲没有像爷爷那样从文，而是从小喜爱习武，并且很有造诣。他年轻时靠打拳卖艺为生，走遍全国，哥们儿义气的朋友一大帮，新中国成立前在国民党军队当过武术教官，后因帮助老乡逃离监狱而犯下错，离开了国民党部队。也因此在解放初期入狱三年，即所谓的"历史反革命"。尽管如此，父亲还于20世纪50年代在济南部队当过业余教官，教解放军武术。小时候我经常跟着爸爸练拳脚，学了一些武术功夫，以至于后来去了美国，还教美国老太太们太极拳，那已是后话。母亲是个贤惠能干的女人，家里的一切事务从没让父亲操过心。母亲生下四个孩子，我排行老三，家里还有两个姐姐和一个妹妹。可能是家里的唯一男孩吧，表面看不出来，实际上母亲非常偏爱我，我经常跟人说，我是在母亲的慈爱庇护下长大的。

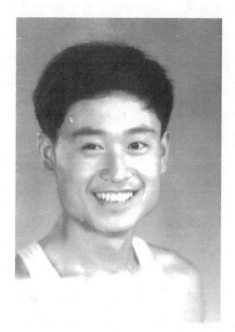

图 11　年轻的我在母亲的呵护下曾度过快乐的童年

记得小时候，夏天在外边玩，回来时一定要喝水，三碗水在桌上，我知道哪个碗里有糖，姐妹却不知道，那是母亲特意给我准备的。每次过大年，母亲肯定会给我做一身新衣服。说是新衣服，其实就是大人的衣服改装的，而姐姐们和妹妹大多都穿着旧衣服过年。家里要是赶上有好吃的，即使我没在家，母亲也会给我留出一些。二姐发现母亲偏向我，总是和我对着干，有时我俩还扭打在一起。小妹虽然年幼，却反而事事都让着我。父亲对我虽然严厉，但我一直是个听话、乖巧的孩子，从来不惹是生非，在学校学习中又一直名列前茅，平素不苟言笑的父亲，从来没对我训斥过。父亲每次外出，妹妹都想跟去，父亲总说不行，却早已暗示我，让我在大街的路口等他，与他同行。那时的我，虽不像现在的独生子女，却享受着全家人的呵护。

在 20 世纪 60 年代初期，能够让人填饱肚子的食物，成了全国人民的奢侈品。那时，由于父亲在国民党军队里工作过，被打成了"反革命分子"，遣返回农村老家。返乡前父亲是运输公司的搬运工，还可以养家糊口，但是回到农村，就没有了生活来源。全家人靠着亲朋和邻里的帮助，勉强过日子，经常是吃不饱、穿不暖。

在"文革"时期，父亲虽是"反革命"，但子女没有罪啊！在母亲的争取和努力下，我和母亲又回到济南，但是我们家的房子已经被邻居占据，派出所的民警就让我们住到了邻居家的三间北屋中的东间。一个屋檐下，难免磕磕碰碰，有几次还吵了起来。那时，母亲不放心在乡下的爸爸和姐姐们，常常回东平探望。记得有一天，我放学回家，院子里没有大人，小孩也不搭理我。我就在门外溜达，忽然眼前一亮，看到同院的邻居洪大娘晒在窗台上的熟地瓜干，我的肚子马上就咕咕地叫了起来，口水都流出来了，我实在是太饿了。心想，就吃一块吧，洪大娘没在家，吃一块又看不出来。吃上一块地瓜干后，感到更饿了，那肚子就好像装着一个正在转悠的轱辘，叫起来似乎还有节奏，我就间隔着拿起地瓜干，一块一块往嘴里塞，直到自己感到大娘可能要看出来了，这才收手，找小朋友玩去了。第二天也如此这般，时间一长，地瓜干就所剩无几了。

忘了过了多久，母亲回来了，责备我不该偷吃地瓜干，并高高举起了手要打我。可能是我那害怕的表情让母亲有些心软吧，母亲抬起的右手只是有些用力地摸了摸我的头，叹了一口气。原来几次偷吃，邻居洪大娘全看在眼里，但她没有阻止我，她笑着跟母亲说："这孩子真饿坏了。"这是我记忆中第一次犯错，也是唯一一次差点挨打。瞧，母亲有多么疼爱我！至今一想起此事，我就想流泪，就非常想念我的母亲。

1970年，由于父亲历史问题的原因，本来已经返回济南的我们，又一次被遣返回东平。不过大姐已经参加了工作，所以就留在了济南城里。返乡的头一天，一辆解放牌大卡车停在家门口，全部家当都被装上了车。第二天，满载着人和东西的车走了大半天，就到了东平接山乡夏谢村。到了村头停下车，村四大队的书记来迎接我们。然后我们一家人住进一个牛棚，一走进去还闻到一股牛粪味。

小时候，我脾气挺倔，母亲说，我有着不达目的誓不罢休的劲头。记得有一次，已经在济南水泥制品厂上班的大姐回来看望我们，住了两天大姐就要回济南，我就闹着要跟着去，母亲虽不让，但表面上答应了，因为那时我已经在农村上小学了。第二天一大早，大姐就去大（这里读 dai）羊乡车站，沿着山区的小道，乘车回济南了，我醒来发现她不在，知道大姐已经走了，就往门外跑去。到车站的路有十五里，一路上我边跑边喊，可是已经看不到大姐的身影，但我没有停下来。那时山间的路难走啊，根本没有像样的路，还要路过一片坟地，我跑出了大约十五里，那车早已没了踪影。回家后，我郁郁寡欢，精神恍惚，母亲发现后，感觉有些不对劲。因为我曾路过坟地，邻居大妈就提醒母亲："是不是被鬼缠上了？快做做法事吧。"还是母亲了解儿子："这是他的倔脾气啊。"十几天后，济南东平的老乡回夏谢村探亲，母亲就恳托济南老乡骑着自行车带着我，一大早四点钟就出发，一路直奔济南。到了晚上六点终于到达大姐家，两百多里的路啊，我的屁股几乎要颠破了。在济南住了一个月，我的情绪稳定下来，大姐才把我送回了东平。母亲啊，你太了解儿子，也太宠着儿子了！

20 世纪 70 年代，积劳成疾的母亲患了宫颈癌。不忍看着母亲受到病痛折磨，才 12 岁的我，就用板车拉她去公社医院看病，医生说是癌症的那瞬间几乎吓死我。可怕的癌症，那是我第一次听到它的名字。第二天母亲被送去了济南，在大姐的关怀和医生的积极治疗下有了好转。从那时起，我最大的梦想就是当一名医生。我太爱母亲了，每当听到母亲的呻吟，就好比刀子在剜我的心。那时在学校学习根本不是为了自己，而是为了母亲……1977 年恢复高考，我如愿以偿，考进了青岛医学院北镇分院。我要当一名医生的愿望太迫切啦。

我在医学院学习的四年中，成绩一直名列前茅。毕业后，我被分配到山东省肿瘤防治研究院（现山东省肿瘤医院）工作，不久，又被派往中国医科院肿瘤医院进修。

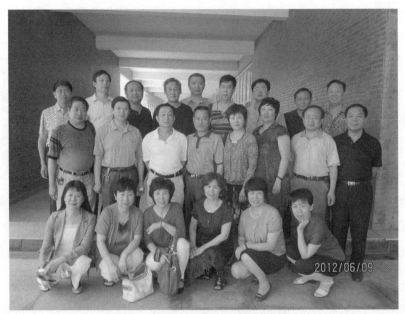

图 12　滨州医学院大学同学聚会

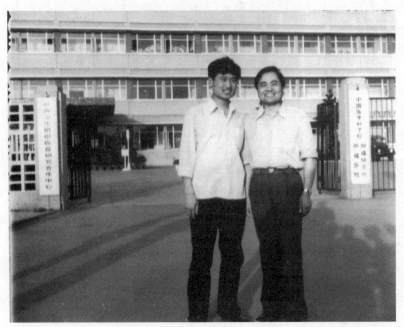

图 13　协和进修期间和同事合影

天有不测风云，就在研修最忙的时候，操劳一生的母亲又一次患上了癌症，是食道癌。这对于我来说，打击太大了，母亲是我精神上的依靠，我不能失去她。我停止在京的学习，回到济南，我一边关注母亲的病情，一边更加发奋地学习，下决心要研究食道癌，为母亲治病。可是用尽了自己所有的知识和办法，化疗、放疗都做了，还是没有挽留住母亲的性命。母亲带着对人世间的留恋和对子女们的企盼，撒手人寰。

我终于明白，靠目前手术和放疗、化疗的治疗方法，根本不可能在癌症治疗上取得实质性突破，要想挽救千千万万的癌症患者，必须有一种新的治疗方法出现。母亲过世时，我还是单身，母亲曾经那么迫切想看到我能够完婚，但最终还是没有实现。在安葬母亲后，我看到老家有患食道癌的老乡，没条件治疗却还活着，对我真是一个打击。这是多么大的讽刺啊！山东省肿瘤医院的肿瘤医生，连自己母亲的病都治不好，我心中痛苦极了。同时，这也让我对癌症的研究和治疗有了诸多的质疑。为了研究，我在自己身上打过针做过实验，以至于经常浑身肿胀，出现了全身不适反应。

中国医科院肿瘤医院的同事们看到我如此这般，觉得我可能是因母亲的病逝受到了刺激，钻牛角尖了，都劝我别那么疯狂，调整一下自己的心态再做研究。但我没有停下来，母亲都被癌症夺去了生命，身为一个肿瘤研究者，你说我会是什么样的感受？一个念头总闪现在我的脑海里：为什么我们总被癌症屠杀，却对它一点办法都没有？一定是我们做得太少了。要想拯救千千万万的癌症患者不再被癌症夺走生命，不抓紧时间研究怎么能行呢？

母亲不在了，夜间我常常从噩梦中醒来，心脏狂跳不止。梦里的自己身穿白大褂推着轮椅，轮椅上坐着患病的母亲，似乎要去做身体检查，医院的走廊很长很长，我推着母亲走啊，走啊，老是走不到头……走廊两侧站着很多人，他们用那种鄙视的眼光盯着我，人群中不少人对我指指点点，我都不敢抬头看他们。我听到人们议论我："身为一个医生，一个研究癌症的医生，连自己母亲的病都治不了，这算是什么医生啊？"我面红耳赤，脑子里乱哄哄的，赶忙疾步向前。一直走一直走，我都累得气喘吁吁了，还是看不到化验室的门。这时，一群面目狰狞的人纷纷围了上来，又是一顿无休止的指责，这时候我忽然失去控制，大吼一声："走开！"惊醒后，我出了一身冷汗，这才发现自己是在梦中。

我曾无数次地重复着类似的梦境。

癌症对我来说，是疮疤、是泪痕、是耻辱……癌症就是一个大灾难。对于患者、家庭、亲人们来说，癌症就是狰狞的杀人犯，癌症"黑洞"之谜何时能解开？何时能见到一束阳光？我能做些什么？这是日后我一直没有放弃癌症研究和治疗的重要原因。

为了这个抗癌中国梦，为了那一束穿透癌症"黑洞"的阳光，我踏进了癌症"黑洞"里，三十多年如一日，闷在了这个"黑洞"中；我投入了我全部的精力，夜以继日地与癌症抗争，执着地一路走来。

我不停地研究，为攻克癌症努力；不停地为减轻肿瘤患者经济负担奔走呼喊，是为了减轻心灵的痛苦。在肿瘤患者得到有效治疗的同时，我对母亲的心灵犯罪感也减轻了。主观上，我的目的是为了自己更快乐，客观上，对肿瘤患者的利他行为更为高尚、纯粹。

第四章
抓事物本质
——像经济学家一样思考

一、"憨大"和"憨二"——每个人面临的权衡取舍

肿瘤是真正的"富贵病",在它的面前,钱就是命。哪个家庭只要出现了一个肿瘤病人,从做出诊断那一天起,就背上了沉重的经济负担,意味着必须向这个"无底洞"无止境地抛撒金钱。据了解,目前在我国,肿瘤患者如果坚持治疗,最保守的估计都要花费10万~30万元。

假如病人是个富人,钱不成问题,在就医治病中可以大手大脚地去花钱,买最好的药,挂最贵的号,去最好、最高级的医院,做最好的检查,找顶级的医生,我把这些病人称作"憨大"。假如病人的经济条件一般或有些拘谨,那么,在就医治病期间,想做最好的治疗、吃最好的药、去高级医院,但负担不起,又不甘心,于是就有可能比较合理地选择了比较有效的治疗方法,我称这部分人为"憨二"。

于是,在治疗癌症上大致出现了两种不同的思维方法,即"憨大"和"憨二"。

肿瘤是我国常见的慢性病,死亡率居各种死因的第一位或第二位。

随着人口模式的转变,老龄人口以及城市人口的增长,疾病模式也随之

发生变化。世界卫生组织在第九个工作总规划（1996~2001 年）中指出：在发展中国家慢性疾患日益增多，特别是癌症、心血管病、糖尿病和精神疾患较多。而肿瘤等其他慢性病的防治对提高生命质量，减轻疾病对社会、家庭和个人的负担显得更为重要。

我国改革开放以来，肿瘤治疗在经济学上变化很大，社会经济的发展直接影响了肿瘤经济的变化。治疗肿瘤的价格较以往大幅提高，有的甚至高到病人无法接受，抗癌药物的价格一路飙升，如同月饼放进了金盒子，其疗效与传统治疗没见得有什么不同。

不仅是药品，肿瘤患者的辅助检查费也是突飞猛进地增长。

"憨大"看病肯定不考虑钱的问题，因为"憨大"不缺钱，"憨大"母亲患了癌症进大医院，住高干病房，用药不怕贵，不用考虑医保问题，是否报销无所谓。而"憨二"则不同，"憨二"逛药店发现，药店的廉价药在医院卖的是高价，就好像高档的商店衣服价高，而百姓商店的衣服廉价，即使是同出一厂家。"憨二"虽不懂经济学，却懂得人情世故，"憨二"的母亲患癌住进小医院，花钱少且求活得长，"憨二"需要社保和新型合作医疗，"憨二"生病必须住院才报销。于是乎，有的"憨二"有时会斤斤计较，嚷求医生给他出主意套出医保资金，甚至有的"憨二"会大闹医保处或与主刀医生或者手术室护士长争吵，因为"憨二"怕贵，就会找出理由跟医院计较，和医生理论，目的是能减免一些费用，这也是产生医患矛盾的原因之一。

经济学中没有把健康或有效的治疗方法当作财富，因为经济学家不认为病不是社会的常态，社会的人哪有不生病的人，健康的身体是物质，也是价值的载体，当然不同的人有不同的体现。

我觉得，如果说贸易创造财富，那么健康或用正确的方法换来的健康那就等于创造了财富，此财富不同于彼财富，但是，健康的身体是人类真正的财富。

当癌症来临时，病人们会觉得时间是不等人的，必须尽可能在很短的时间里做出决策，怎么治，住哪家医院，哪位医生主治等。癌症病人在做出选择的时候，基于他从医生那里得来的分析，有时是多个医生分析的结果，反馈到病人的大脑里，病人是自私的，因为生命是自己的。另外，个人及家庭成员的互动结果，也决定了病人的选择，可能是好的，也可能是不好的。每当这个时候，往往"憨二"的决定比较不太过分，过度治疗的情况发生得较少。

每个人每天都在做决策，经济的决策只能影响到利益得失。但当一个癌症病人的决策错了，就会影响到生命或者是生存质量。

对于癌症病人来讲什么是药品的好和坏：能治病就是好药，并不在于它研发的时间和耗费，癌症的治疗不是简单地互换产品，交了钱买药治疗了，就可以治好病了。

对于癌症病人来讲，什么叫有价值的"稀缺品"：当病重了，危及生命了，有效的治疗方法或药品就是"稀缺品"，就是有价值的，但绝不是一味的价格贵，只是这种"稀缺品"不是所有的人都认识，能认购它的人才懂得它的价值，这就是病人的财富。

作为一个肿瘤医生，我见过的过度治疗的例子很多。

见过很痛心的一例是烟台市某疾控中心的一名职员，男性，55 岁，在常规查体时，发现肝上长了个小肿瘤，当时不足 2cm。极度的恐惧迫使他多次就医，到过大医院，找过专家会诊，肿瘤紧贴大血管，外科医生无法切除，手术治疗放弃了。于是在烟台一家医院做放疗，积极地放疗肿瘤得到有效的控制，但他的肝脏却受到了严重的损伤——因过度放疗导致了肝脏碳化，2 个多月后他死于肝昏迷。

一位靠做水产生意赚了大钱的老板，在确诊为肝癌后，因肝功能受损不能手术，于是在医师引导下服用多吉美（又名索拉菲尼），这是一种被认为是迄今为止治疗肝癌最为有效的药物。用世上最好、最贵的药治疗自己的病，这让患者颇感自豪与欣慰。这药像是他的救命稻草，服药一周后出现了大片难以忍受的药疹，接着肝功能进行性恶化，再后来腹水来临，多吉美所致的不良反应害了他，令他痛苦万分，但他始终不愿停药。生命终结前一天，他的记忆里还有吃药一词，前前后后折腾不足 3 个月的时间。遗憾的是，至死他也没有过上那种有疗效感受的日子。

泰安市东平县副县长李延玲，不幸患肺癌，受到县领导们的高度重视，住进北京的一个权威肿瘤医院，放疗化疗全做了，半年的时间就离世了。有机会遇到了县长聊起此事，我说："李县长我从小就认识，我上初中时，她在我们村插队当干部，我回国创办医院时，她是县卫生局的局长，我们当尽力挽救她，如果在我们医院治疗，不至于过早离世，少说也能活3~5年。"县长打断我说："保法，到北京治疗了，我们是尽心了。"

有趣的是，2016年4月我创办美国新生命肿瘤中心在北美采用缓释库疗法治疗肿瘤，发现美国患者的心态大都是"憨二"的心态，虽然他们有完善的医保和不菲的收入，但选择治疗方法时却能理性看待，目前已经有近百名美国肿瘤患者接受缓释库疗法治疗，均获得良好效果，美国医学界也给予"缓释库疗法"众多赞誉。这进一步证明，中国人的治癌技术是可以走出国门、进入世界的，并将为健康中国"一带一路"做出中国抗癌智慧之贡献，有助于济南成为健康中国"一带一路"的新起点。

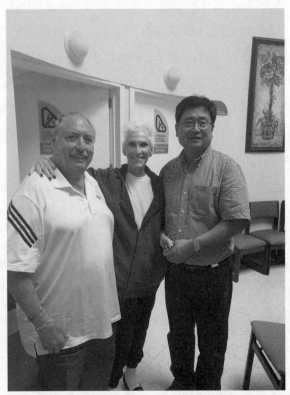

图 1 在美国和接受缓释库疗法治疗的胰腺癌患者合影

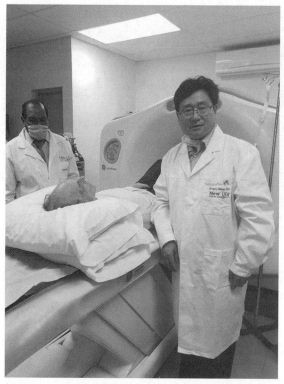

图 2 在美国为肿瘤患者进行"缓释库疗法治疗"

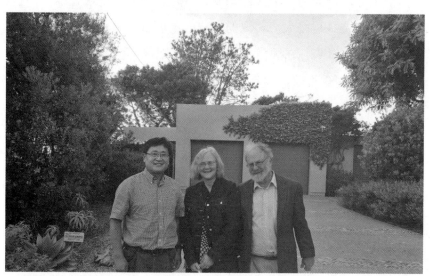

图 3 与诺贝尔医学奖获得者、美国索尔克医学研究所所长 Elizabeth Blackburn 教授
合影，她也是我博士后导师、原工作单位领导和邻居，对我的治癌技术和
研究思路给予了肯定和赞赏，在 2017 年 10 月来济南参观及洽谈合作

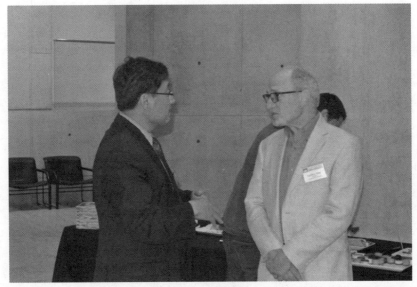

图 4　美国 AACR 肿瘤协会原会长 Geoffrey M. Wahl 博士教授将于 2018 年 3 月来济南访问，并已经承诺担任医院医学顾问

以上的事例，可以看出病人"憨大"的心态和错误的选择，过度治疗会害死人的。

肿瘤的过度治疗成为一个普遍现象，这是一个时代的"怪瘤"，过度治疗是物质资源的浪费，也是人力资源的浪费，更加重了患者的经济负担。

看看改革开放以来，在肿瘤费用上的变化吧。

以胃癌为例，20 年前，诊断胃癌的平均费用约 400 元，而现在，平均诊断费用是 2800 元。假如运用比较高端的诊断技术，则平均费用会上升至 8000 元。而且这还仅仅是诊断费用，并不包括治疗费用，治疗费用的攀升则更加惊人。

20 年前，一次化疗的平均费用大约 100 元，而现在则上升到了近 15000 元，增长了 149 倍。不可否认，的确，诊断的精度提高了，化疗的副作用降低了。但是，一个无情而冰冷的事实是，这 20 年里，5 年生存率并没有显著的提高。药物治疗在进步，但这种进步对患者的治疗作用来说仍然是微乎其微的。

毫无疑问，过度治疗的一个重要原因是"以病为本"，而不是"以人为本"。对部分医生来说，他们在接诊癌症患者时，往往局限于本专业，首选最熟悉的治疗方法，失败后才考虑其他方法，这不仅增加了病人的经济负担，而且还延误了最佳治疗时机。对病人来说，缺乏科学知识，盲目追求"治愈"肿瘤，要求超标准的高强度放化疗，即使出现了严重的毒副反应还咬牙坚持，结果却是缩短了生存时间，又牺牲了生活质量。

再者，癌症治疗费用昂贵，少则10万元，多则上百万元。因此，癌症患者一直是各大医院争相夺取的"肥肉"，甚至医院内部各科室之间也展开抢夺癌症病人的争斗。其目的只有一个，那就是挣钱。

一次常规化疗的费用可以有很大松动，可以是3000元，也可以是数万元，这要看患者的经济承受能力。在利益的驱使下，很多医生会劝说患者用较昂贵的化疗药。本来只需要做6次化疗，但是医生往往会做到8次甚至更多。国外曾比较过化疗4次、6次、8次效果，发现4次效果与8次一样。至于实际治疗过程中，究竟应该化疗多少次合适，很难讲，但是循证医学有个标准，一般来讲，手术后辅助治疗是4~6个周期。

换一个角度来说，做一个合格的肿瘤医生是很难的，面对患者的求生欲望与求治要求，医生既要满足患者的要求，又要引导患者合理地接受治疗，耐心地与患者沟通，讲明哪些治疗必须做，哪些治疗没必要做；哪些药物可用，哪些药物不可用等，帮助患者做出选择，减少甚至消除无效的、不适当的或可能无益于患者的医疗行为。另外，一个合格的肿瘤科医生还要能抵抗得住诱惑，不被昂贵化疗药的高提成所腐蚀，在个人利益和患者健康之间做出正确的选择。

我认为，一个合格的肿瘤科医生应该首先看到，肿瘤是长在患者身上，他所要面对的不仅仅是一个肿瘤，而是一个活生生的人，尽可能地杀灭肿瘤而不让患者受到伤害才是科学的治疗方法。

二、机会成本：人们做出选择的依据

14 世纪法国经院哲学家布里丹曾经讲过这样一个故事：一头毛驴站在两堆数量、质量与它距离完全相等的干草之间，它虽然有充分的选择自由，但由于两堆干草价值绝对相同，客观上无法分辨优劣，因此也就无法分清楚究竟选择哪一堆干草好，于是它就站在原地不能举步，最终被活活饿死。这就是著名的"布里丹毛驴"寓言。

布里丹毛驴面临的是经济学家所说的选择问题。经济学家所说的选择是指，人的欲望是无限的，但用于满足欲望的资源是有限的。要想用有限的资源满足无穷的欲望，就必须进行"选择"，选择是每个人都不能回避的一个难题。但选择就要有所取舍，就要进行权衡，每个人都面临权衡取舍，这是经济学的十大原理之一。

经济学中所说的"资源"是个广义的概念。比如说，你口袋里的金钱就是你用来购买各种商品和服务的资源，无论你多么富有，哪怕是个千万富翁甚至亿万富翁，家里的钱也总是有限的。你用这个，就不能再买那个，所以你必须有选择性地使用你的金钱，好好地计算，想着该如何让你的钱为你带来最大的效用。

再例如，你生命中的每一天，是你用来做各种事情的时间资源。一个人一天只有 24 小时，一年最多 365 天，人的一生不过几十年或一百年，而你做任何事情（吃饭、睡觉、工作、娱乐）都是需要时间的。你读书的时间不能用来睡觉，你睡觉的时间不能用来读书，即使是读书，你读小说的时候就不能看心理学，看心理学的时候就不能看历史书，因此，你也要好好安排你的时间，让你能够做好你想做的更多的事情。

对一个国家来说，在一定时期内拥有的各种人力物力财力是该国的国民生产和国家发展的基础，作为资源，它们也是有限的。人口再多、幅员再辽阔的国家也总有疆界。财富作为过去劳动的货币积累，当然也是有限的。土地也是有限的，用来作为耕地生产粮食的土地就不能用来建造工厂修建房屋，而修建道路、广场和建设城市，必然要占用一定面积的国土。地下埋藏的矿藏资源也是有限的，并且很多是不可再生的，现在挖一点儿就会少一点儿。当然，智慧的人们能够去发现、去创造新的替代资源，但"在一定时期内"它还是有限的。"布里丹毛驴"因为没有作出最终的选择而被饿死，这说明选择并不是一件容易的事情。其根源在于资源有限的情况下有所得必有所失。

　　老王是一家国企的员工，家庭美满，生活幸福，不幸在他38岁那年来临，体检中他被发现患上了晚期肺癌，当他的病情被确诊的时候，再坚强的人，再理智的人，那时那刻的感受是任何语言都难以形容的，是惊讶后的惶惑，是惶惑后的恐惧，是恐惧后的失措，是失措后的绝望。这突如其来的变故形成的巨大的心理落差，非亲身经历过绝体会不到那悲痛欲绝的境地的。意识不存在了。大地不存在了。世界不存在了！晴天霹雳，不过是自然界的一声巨响；而一个人一旦得了癌症，似乎意味着一只脚已踏入了地狱之门，面目狰狞的死神正张开双臂迎接你的到来。无异于一个罪犯被宣判了死刑，正等待着执行。紧张、焦虑，天旋、地转，歇斯底里！眼前漆黑一片。大脑一片空白。和所有癌症患者一样，老王也想在最短的时间内得到最为有效的治疗，为此他不惜拉关系、走后门，找某著名肿瘤医院的同学，找最为权威的专家教授，用最贵的化疗方案，依然没能阻挡肿瘤转移，这时同学建议他采用最新的分子靶向疗法延长生命，而他也从自己的渠道得到了缓释库疗法的介绍。通过了解他认识到是在B超、模拟机或CT等影像设备引导下经皮肤直接穿刺，将药物（Ara-C为主）直接注入实体肿瘤组织内而形成药物缓释库。缓释库治疗的机理是利用药物缓释技术和注射技术，使药物在肿瘤内形成一个巨大的"药物仓库"，提高了药物在肿瘤内的浓度和药物半衰期数十倍，药物注入肿瘤组织后可迅速杀死癌细胞，并将肿瘤包绕在高浓度的药液中，然后缓慢地释放，逐步杀死剩余的癌细胞。由于所注药液迅速凝固停留于肿瘤内部，不参与血液循环，故无明显毒副作用。这种方法改进了常规的治疗模式，直接快速增加肿瘤局部的药物浓度和持续时间，提高了对局部肿瘤的控制，减少治疗后肿瘤的复发和转移，同时保护正常组织免受治疗副作用的影响。尤其让老王动心的是，转移部位的肿瘤也可通过这种方法治疗。为了"该不该放弃分子靶向治疗改用缓释库疗法"的问题，老王心里就像压了一块石头一样沉重。

在老王看来，如果放弃现在的疗法选择缓释库疗法，可能获得更好的治疗效果，但他又担心"分子靶向疗法毕竟是最新的治疗方法，如果放弃治疗是不是可惜""万一选择缓释库疗法效果不好怎么办""连省级肿瘤医院都没有办法治疗我的病只能求助国外的分子靶向药，这个看起来和省级肿瘤医院不在一个级别的医院真的能治疗吗""万一疗效不好家人会不会埋怨我花了多余的钱"。老王左右为难，希望有人能帮他拿个好主意，此时的老王就仿佛像那头为哪堆干草而苦恼的布里丹毛驴。

日常的社会生活中，人们总是需要作出权衡取舍。典型的权衡关系就是"大炮与黄油"之间的取舍。"黄油"代表我们的生活水平，"大炮"代表我们的安全程度。有人说，对个人而言，生活是第一位的，但也有人说，对一个国家来说，安全比富庶更为重要。实际上它们都是我们所需要的，但多生产"黄油"就要少生产"大炮"，多生产"大炮"就要少生产"黄油"，所以需要我们来选择"黄油"和"大炮"的合理配置。同样重要的是清洁的环境和高收入之间的权衡，在国家强制下，企业为了减少污染，就会增加生产物品与劳务的成本。由于成本提高，企业赚钱的利润减少，支付给工人的工资减少，产品收取的价格提高，或是3种结果的某种结合。因此，尽管污染管制带给我们生活的好处是清洁的环境，以及由此引起的健康水平提高，但其代价是企业主、工人和消费者的收入减少。

在个人的生活中，人们也总是面临着权衡取舍。例如，一个既爱白马王子又爱大款的美女，不知该和哪一个结婚好。如果选择与白马王子结婚其代价就是放弃大款的财富；如果与大款结婚其代价就是放弃白马王子的美色。即将毕业的大学生们每个人也都面临着从事何种职业的选择，如果从商当企业家，能够获得足够多的财富；从教当学者，有荣誉有地位，但没有足够的财富。这就是摆在每个人面前的两堆草，每堆都很诱人。但人的能力有限，只能从中选择一种职业。

在肿瘤治疗过程中同样面临着权衡取舍，例如老王，其面临着继续化疗、分子靶血疗法、缓释库疗法等多种治疗方式的选择，患者往往难以选择，因为选择了一种治疗方式往往意味着同时放弃另一种治疗方式，因为选择分子靶向疗法就不能选择缓释库疗法，而选择缓释库疗法就意味着放弃分子靶向疗法。

肿瘤患者认识到"每个人都面临着权衡取舍"这一经济学原理是很重要的，对于肿瘤患者而言，它具有以下几种意义：

第一，它使我们认识到，每个人选择的权利是天赋的、神圣的，也是自然的、不可剥夺的。每个人总是要在既定的条件下趋利避害，去做于自己最为有利的事情。这时候就要用到边际收益和边际成本的概念。再以老王为例，选择分子靶向疗法理论上可延长 1 年时间，这样边际收益是 1 年，而据朋友介绍费用需要 20 多万元，这里费用、用药过程中的副作用等即成为边际成本；通过缓释库疗法，晚期肺癌患者理论上也可延长 1 年时间，边际收益同样是一年，费用是 5 万~10 万元，基本无副作用，这里费用是边际成本。相比较下来，缓释库疗法边际收益与边际成本的分配更为合理。其实这里还有个隐性的边际收益，即分子靶向药物治疗过程中一旦耐药，再治疗也毫无意义，而缓释库疗法治疗过程中通过药物的高浓度和高持续时间及多种药物综合打破肿瘤耐药，治疗过程中可克服耐药问题。

第二，它可以帮助我们克服简单的思维模式，使人们的思想丰富起来。人们只有充分了解了自己所面临的各种选择，才能做出正确的决策。由于人们以往的思维往往较为单一，对事物的评价很片面，往往在看到好处的时候就忽略了坏处，在看到坏处的时候就忽略了好处。例如大部分患者本身并没有医学知识，自己根本不可能在各种疗法中做出选择，现在大部分患者选择常规治疗其实是医生帮助选择的结果。患者从一开始检查、确诊开始，就不断地被灌输癌症治疗的三大常规手段，首先手术，不能手术就要进行常规放疗、化疗。时间长了，患者从心理上就认为自己进行常规治疗是天经地义的，有的患者甚至因为自己不能接受常规治疗而感到绝望。所以说没有选择的患者思维是非常简单地跟着医生走，不能充分正确选择自己面临的各种治疗方法，最终接受的治疗方式往往不是最佳的方式。无论是作为医生还是家属，对患者进行治疗的目的无外乎两个——减轻患者痛苦和延长患者生命，无论是在低级还是高级的医院进行治疗，只要没有达到这两个目的，都应该说是不成功的。有时候家属因为高级医院医生的一句没有治疗价值就放弃治疗，否定其他的一切治疗手段，反而耽误了患者的治疗，使本来有生存希望的患者枉送了性命。

我们以两个例子说明一下，斯蒂文是 1997 年 11 月被查出患有肝癌的。当年的 12 月，他来到美国最好的肿瘤治疗中心——美国国家肿瘤治疗中心（美国国家肿瘤治疗中心拥有美国乃至世界上最先进的肿瘤治疗技术，汇集了肿瘤专业的顶尖人才，英文名字为 City of Hope National Medical Center，翻译成汉语就是希望医学之城），寻找他生存的希望。12 月 26 日，他在希望医学之城接受了肝切除手术。出院后仅仅几个月，斯蒂文出现了严重的腹水，检查显示：肝部 10 多个转移肿瘤。看到这种情况，斯蒂文的家庭医生，也是美国南加州肝胆疾病方面的权威，认为斯蒂文的病已经无法进行治疗了，他最多还能生存 3 个月。再次来到希望医学之城的斯蒂文万万没有料到，对自己而言，希望之城反而成了绝望之地，为斯蒂文进行手术的医生对此也束手无策，只好把他转到了化疗病房。为了一线生机，斯蒂文接受了 6 个疗程的化疗。可是 6 个疗程的化疗结束后，肝部的 12 个肿块一个也没有减少，化疗的副作用反而使他的白细胞极度低下，头发也脱落了，身体几乎垮了，用他自己的话说是"当时，一只脚都已迈进了火葬场"。后来经过朋友介绍，他来到中国接受了缓释库疗法的治疗，经过治疗他肝部的 12 个肿块 11 个消失，另一个经过两年的观察也没有进展，现在一般情况也很好，可以说他得到了痊愈。我们网站上有记者采访斯蒂文的视频资料，有兴趣的患者朋友可以登录网站 www.bfyl.cn，右侧的视频就是，点击即可播放。

马老太是山东某市的退休干部，2002 年春节，马老太去医院检查发现，有一个 5cm×6cm 的肿块、纵隔见肿大的淋巴结。辗转几家大医院确诊为中晚期中心型肺癌！儿女们都倾向于做手术，争议的焦点是来省城还是去北京，在儿女们争论的时候，马老太一锤定音，坚决不接受手术治疗。后来小女儿通过朋友打听到了"缓释库疗法"，动员母亲接受这种不用手术的治疗方法。经过"缓释库疗法"治疗后，马老太很快就恢复了，现在每年都到医院接受检查，生存时间已经近 7 年。

两位患者，两种不同又相同的治疗经历，不同是因为斯蒂文首选的仍然是手术，而马老太首先就拒绝了手术治疗；相同的是两人后来又都选择了"缓释库疗法"治疗，选择手术的斯蒂文治疗后陷入了绝境，后来还是依靠非手术的"缓释库疗法"控制了病情；直接选择"缓释库疗法"的马老太的病情直接得到了控制。假如斯蒂文直接选择"缓释库疗法"治疗，他那手术的一刀应该就可以避免。

医生在接诊癌症患者的时候，应该将各种治疗方法的优劣都告诉患者，对于常规治疗效果不好的患者医生有责任向其推荐适合自己的治疗方法，而不是通过加大放化疗剂量、扩大切除范围等方法继续对患者施行常规治疗。当一个人被确诊为癌症后，如何去面对如此残酷的现实？是不失时机，抓住一线希望去求医问药，还是彻底放弃，回家等候死神的召唤？或者趁着有生之时，去干一些自己想干的事情？作为医生，只能给你设计各种各样的治疗方案，并不能代替你做出选择。治与不治，如何进行治疗，关键在于如何理解癌症的治疗和选择癌症的治疗方法。

第五章

竞争还是垄断

——政府如何调控肿瘤治疗

一、保险普及难以解决肿瘤"看病难"的问题

曾经听过一个故事，说的是一位医生为年轻时的英国作家萨维奇治病，因为作家长期潦倒，健康状况极坏，好不容易才保住一条命。医生最后把一张医疗账单送给他，告诉他：我救了你一条命，你应当有所报答。这时，萨维奇送给医生一本书，恭敬地说："我把命还给你吧！"原来这本书名字是：《萨维奇的一生》。

这虽然是一则故事，但是，时下癌症病人的治疗无不面临着这样的悲哀和无奈，这些无奈表现在癌症病人治疗所需的高额医疗费用，这种悲哀表现在一些病人最后人财两空。

癌症病人治疗有弹性的需求。以晚期食道癌需要放疗为例，病人的确需要放疗，过去普通的放疗是8000元，精确放疗（调强多分割）30000元，在没有农合医保的情况下，病人自动选择普通放疗，现在有了农合医保，病人付钱少了，医生推荐精确放疗，病人就愿意接受。如果把病人的自费比例提高到合适的比例，如精确效疗治疗自费比例在50%，就有相当比例的病人选择普通放疗，因为疗效差不多，没有根本的区别。这种普通放疗与精确放疗

的需求是可变的，治疗的需求是不变的。即使一般的辅助治疗也是一样，如果病人每周吃辅助的中药抗癌花 10 元，病人愿意买，如果增加到 30 元，他们也买，如果增加到 300 元，他们真的会买吗？不一定。对人们的行为作如此的假设合理吗？经济学家的思维方式认为，在辅助抗癌中药的价格上涨的情况下，人们会认为祈祷是一种越来越有吸引力的替代方式。

换一个角度看，假如原来的抗癌中药的价格是每周 30 元，现在降到每周 5 元，现在用抗癌中药的患者会不会增加呢？会增加。这说明了什么呢？在自费成本较低的时候，患者更愿意按医生的处方吃药，看病的积极性大大提高。当他们所付的钱变少的时候，需求量上升了，相当于减价促销的行为。

时间，没有站在病人这一边：一切在变化，医疗卫生的政策在变，农合医保的政策在变，医院也在挣钱，癌症的发病率逐年地增高，但治愈率没有多大的提高。唯独不变的是治疗的方法，思路没有变，变得是价格，检查费和药品费用却逐年增高。病人在这些复杂变化中，根本没有时间去等、去看、去调整自己的思路。得了癌症，在很短的时间内要作出决断：该如何治疗？然后要完成检查和治疗，根本没有给已经患癌的病人太多时间，家人也不允许病人去考虑，认为越快越好，如此这般，错了也不知怎么错的。

病人跟着信任的医生走，要化疗就化疗，要放疗就放疗，当发现治疗错了，已经晚了，后悔也晚了。这时如果找到合适的方法或治疗，也许还有救，但多数的病人此时已经灰心丧气了。

大病放弃治疗的病人数字不可忽视，因经济问题，药价太高治疗费自付部分太高，放弃治疗的病人不占少数。老年人是一部分，农民又是一部分；适当扩大大病报销的比例，提高报销门槛有利于合理利用农合医保的钱；老年社会已经来临，也意味着癌症发病人数会提高，必然与之相呼应提高医保农合的比例及总数。

2011 年，中国在卫生保健方面的支出，占 GDP 的 5.1%，排在全世界的第 125 位。2002~2011 年，中国的人均卫生保健支出在不断增高，从 2002 年的人均 54 美元升高到 2011 年的人均 278 美元，2011 年的美国是 8607.9 美元。

医保方面，到 2011 年，国内的医保覆盖率已经达到 95.7%，虽然覆盖率达到一个很高水平，但报销比例却很低。平均报销比例，住院病人不超过70%，门诊病人不超过50%。而实际花费上，中国病人的自费比例大约为78.8%。在国际上，当自费比例超过一个家庭可支配收入的40%时，被认为是非常危险的；而中国有相当一部分人处于这个危险线之上，因此，2011年有12.9%的家庭因病致贫。

中国有大量的流动人口和农民工（大约1.7亿人，占总人口的9%），也是医保的一大挑战。在这些流动人口中，仅有19%~45%的人可以在迁入地获得医保，而有53%的人在得病之后可能无法获得诊治。

中国的医疗投入虽然每年都在增加，但实际的增长有限。虽然中央领导人在位期间，完成了新农合的医保任务，使绝大多数国人都纳入到医保系统中，但是，在实际就医过程中，真正可以报销的费用较少。

政府对于医疗投入的重视程度，反映了对于生命的态度。在我们的价值观中，对于个体生命的重视程度一直是不够的，而对于生命的轻视，反映在现实中就是对医生劳动价值的轻视和对医疗卫生事业的轻视，进而表现为对医疗投入的不足。作为世界第二大经济体的中国，卫生保健方面的支出比例仅排在第125位。而正是这种投入上的不足，成为国人难以获得良好卫生保健，尤其是癌症方面难以获得良好处理的一个原因。

二、药品招标，越招越贵

目前，我国为了解决人民群众看病难看病贵问题出台了一系列的政策，其中包括平抑药价，例如药品集中采购和基本药品目录等措施。众所周知，招标、投标是市场主体通过有序竞争，择优配置工程、货物和服务要素的交易方式，是规范选择交易主体和订立交易合同的法律程序。奇怪的是，药品经过了招标，价格不但未降，反而越招越贵，老百姓看病吃药反而更贵了，这一问题就像一个癌症黑洞，有些深不可测。

实行药品集中采购以来，各级政府部门成立了招标机构如招标办公室等，这些机构负责辖区内公立医院药品和医疗器械的招标工作，所有公立医院要按照政府招标机构的定标进药或购买医疗器械，而民营医院则不同，有自主权，可以自行招标，自己定标，自己进药和购买医疗器械，于是，就出现了两种不同的结果和现象。一是医院的药比药店贵，如人们常用的降压药贝那普利片，同样规格同样包装，同一个厂家生产，在医院50售价多元，在药店售价28元。兰索拉唑片，包装一模一样的这种药，同样都是14片装，医院的药房售价49.8元，而在普通药房只要17元，出现32.8元的差价，确实让人非常吃惊。二是公立医院的药物比民营医院贵，奥美拉唑钠注射液40毫克/支，在公立医院售价是64.5元/支，而在我们医院售价14元/支。

近几年来，医院、医药代表和医生形成了一个药品"高进、高出、高回扣"的强大利益链条，基本药物实行"零差率"，却并不足以打破这个联盟。医生在整个药品利益链条中不明确出现，却隐含在某个利益环节里，收益最丰厚，最终经济受损的只能是患者。中标的药品经过医药代表的金钱运作而进入医院，很多曾经有良心的医生禁不住高额回扣的诱惑，而堕落成"白眼狼"。民营医院完全本着保证最低价格中标为出发点，所以药品的价格较低。

根治"药价虚高"这个我国医改进程中的顽疾，就必须改革"以药养医"制度，进一步加大政府投入力度，减少利益中间环节。进一步规范药品生产企业，提高市场准入门槛。同时，政府相关部门应当对药品进行合理定价，使药品价格符合药品生产成本以及市场经济规律，保障人民群众的基本用药。

三、放开医保政策，让患者不受医保限制，接受真正救命的方法

医保是百姓的生命线。现在呢，医保首先是医院的生命线，然后才是病人的生命线。医保定点破坏了医疗市场的生态、宠坏了公立医院、饿坏了民

营医院、害苦了 13 亿人、连累了政府形象……

当前一方面看病贵、看病难，另一方面医保费用又不够。同时一个存在已久的乱象大肆泛滥：药商及医院乱加价、医院个别人吃回扣、医生开药提成……虽然有关部门采取了不少解决措施，但收效甚微，追其究竟，发现问题主要出在医保费用使用管理上。

其一，医保定点之痛。一家医院若能取得医保定点资格，参加医保的患者就能在此刷卡看病；没有这个资格，就只能针对没有参保或放弃享受医保福利的患者。因此，是否能够获得医保定点资格，对于医院的发展至关重要。当前要获得此资格，必须经过行政部门的审批，但此项审批的专业性较强，行政部门未必就能做得好。更重要的是，公立医院无一例外都获得这一资格，但民营医院，即使具备较好条件，获此资格也较难。民营医院竞争力不足的原因固然很多，但它们更难获得医保定点资格是其中一个极为重要的因素。

其二，医保中标药物价格虚高。国家卫生计生委要求：医疗机构结合实际诊疗需求，按照谈判价格，在省级药品集中采购平台直接采购，鼓励其他医疗机构和社会药店在网上直接采购。医院药品的进货价虚高，而进货价是由药品集中招标制度决定的。药品集中招标由各省的招标办主持，招标办大多是卫计委下属的机构，也有省份的招标办挂在其他政府部门之下。评标专家大多来自各省的大医院。他们会依照一定的要求压低一些药品的价格，但不少药品的价格依然虚高。

其三，医保报销为按药报销而不是按需报销。患者要想得到报销，首先用的药品应是医保范围之内的药品。不可否认，制定该政策之初是为了鼓励应用价格便宜、疗效较好、临床应用广泛的药物，本意是减轻患者负担和降低医保费用支出，对常见病、多发病来说适用。而癌症严重威胁人类的生命安全，其发病机制目前尚未完全阐明，尚未有一种方法能完全治愈癌症，这种情况下更应该鼓励新方法、新药物用于临床，通过不断的技术和药物更新达到增加癌症治疗效果的目的，但新的、有效的药物往往会极大滞后于医保药物目录的更新，导致众多肿瘤患者无法从新方法、药物中受益。

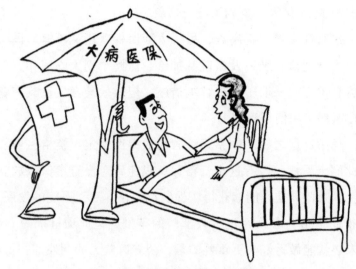

图 1　癌症患者迫切需要大病医保

　　因此，医保要想让肿瘤患者受益，就必须放开医保政策，首先要取消医保定点和转诊程序，让患者可自行选择医院，医院不应该靠定点留住患者，而应该让疗效说话、让市场说话，对没有新技术不能给患者解决痛苦的医院，哪怕是公立医院也要通过市场淘汰。其次放开癌症患者用药，免除医生的后顾之忧，使医生、医院真正通过按照患者病情选择药物，制定方案，真正应该报销的是对患者有效的药物和方法。最后加强监管，严格保证制度落实，不能让不良企图的人有可乘之机，加大惩处力度，一经查实，绝不宽待，做到医保案件有一起查一起严打一起，对涉案的相关干部严肃处理，彰显法律对医保政策执行的保障作用。

第六章

以疗效付费

——肿瘤治疗的破冰与试点

一、让患者掌握如何评价疗效

从业这么多年，我经常考虑一个问题：怎样才能让病人知道哪种疗法更适合自己？

在日常的医疗工作中，我经常要求医院的医护人员让病人及家属了解和知道病人体质对治疗的影响，了解怎样自我评价疗效，让病人真正做到：我的生命我做主，我的疗效我评估。正确认识癌症治疗的进展，遇到任何问题能正确地抉择自己的治疗。

病人常常听医生的，这也没错，却很少听自己身体的声音，很少听自己的感觉，自己的感觉和直觉有时候比医生的分析及解释更重要，病人自己知道自己的生存质量和生活质量，知道医生对自己治疗产生的影响和限制，某种程度上明白到底自己适不适合做手术、放疗及化疗，听听自己的感觉和直觉，对病人有极大的好处。

事实胜于雄辩，久病成良医，相信广大病人及家属只要掌握了以下的国际公认的评分方法，就能够在众多的治疗中，找出哪种治疗适合于您，并做出选择。请您认真按照下面的标准给自己在治疗前和治疗后打个分，任何治疗，无论手术、化疗及放疗，如果是减少了您的得分，那就是不好的治疗，就要改变或寻找其他治疗的方法，如果是增加了您的得分，那就是好的治疗，可以坚持其治疗。

（一）病人的功能、体能、生活质量的评估

1. 功能状态评分标准：Karnofsky（卡氏，KPS，百分法）

体力状况	评分
正常，无症状和体征	100
能进行正常活动，有轻微症状和体征	90
勉强可进行正常活动，有一些症状和体征	80
生活可以自理，但不能维持正常活动工作	70
生活能大部分自理，但偶尔需要别人帮助	60
常需人料理	50
生活不能自理，需要特别照顾和帮助	40
生活严重不能自理	30
病重，需要住院和积极的支持治疗	20
垂危，临近死亡	10
死亡	0

功能状态评分（Karnofsky 评分）一般要求不低于 70 分，病人的得分越高，健康状况越好，越能耐受治疗给身体带来的副作用，因而也就可能接受其治疗。病人的得分越低，健康状况越差，若低于 60 分，许多抗肿瘤药物治疗就不能应用，否则将会给病人身体带来极大的伤害。

2. 体力状况（Performance Status）分析标准：Zubrod ECOG WHO（ZPS，5 分法）

体力状况	分级
正常活动	0
症状轻，生活自理，能从事轻体力活动	1
能耐受肿瘤的症状，生活自理，白天卧床时间不超过 50%	2

续表

体力状况	分级
症状加重，白天卧床时间超过 50%，能起床站立，部分生活自理	3
病重卧床不起	4
死亡	5

　　ZPS 评分一般要求不大于 2 才考虑常规化疗等治疗方法，病人的得分越低，健康状况越好，越能耐受治疗给身体带来的副作用，因而也就可能接受治疗。病人的得分越高，健康状况越差，若高于 2 分，许多抗肿瘤药物治疗就不能应用，否则治疗就将会给病人身体带来极大的伤害。

　　3. 肿瘤病人的生活质量评分（QOL）

　　我国于 1990 年参考国外的指标制定了一个草案，其评分标准如下（①②③④⑤为得分，每项得分相加为总得分）：

　　（1）食欲：①几乎不能进食；②食量少于正常的 1/2；③食量为正常的 1/2；④食量略少；⑤食量正常。

　　（2）精神：①很差；②较差；③有影响，但时好时坏；④尚好；⑤好。

　　（3）睡眠：①难入睡；②睡眠很差；③睡眠差；④睡眠略差；⑤大致正常。

　　（4）疲乏：①经常疲乏；②自觉无力；③有时常疲乏；④有时轻度疲乏；⑤无疲乏感。

　　（5）疼痛：①剧烈疼痛伴被动体位或疼痛时间超过 6 个月；②重度疼痛；③中度疼痛；④轻度疼痛；⑤无痛。

　　（6）家庭理解与配合：①完全不理解；②差；③一般；④家庭理解及照顾较好；⑤好。

　　（7）同事的理解与配合（包括领导）：①完全不理解，无人照顾；②差；③一般；④少数人理解关照；⑤多数人理解关照。

　　（8）自身对癌症的认识：①失望，全不配合；②不安，勉强配合；③不安，配合一般；④不安，但能较好地配合；⑤正常，与病前相同。

　　（9）对治疗的态度：①对治疗不抱希望；②对治疗半信半疑；③希望看

到疗效，又怕有副作用；④希望看到疗效，尚能配合；⑤有信心，积极配合。

（10）日常生活：①卧床；②能活动，多半时间需卧床；③能活动，有时卧床；④正常生活，不能工作；⑤正常生活工作。

（11）治疗的副作用：①严重影响日常生活；②影响日常生活；③经过对症治疗可以不影响日常生活；④未对症治疗可以不影响日常生活；⑤不影响日常生活。

（12）面部表情：分①~⑤个等级。

目前试用的生活质量分级：生活质量满分为 60 分，生活质量极差的为小于 20 分，差的为 21~30 分，一般的为 31~40 分，较好的为 41~50 分，良好的为 51~60 分。生活质量的分级，病人的得分越高，健康状况越好，越能耐受治疗给身体带来的副作用，因而也就可能接受治疗；病人的得分越低，健康状况越差，若低于 60 分，许多抗肿瘤药物治疗就不能应用，否则将会给病人身体带来极大的伤害。

（二）肿瘤治疗前后的评估

世界卫生组织（WHO）实体肿瘤评价疗效的公式：

[（患者治疗前肿瘤大小 – 治疗后肿瘤大小）/肿瘤治疗前大小] × 100% = 肿瘤治疗前后大小采用检查结果表示的最大截面相乘的数据，例如：治疗前肿瘤为 3cm×5cm，治疗后为 2cm×2cm，则为：[（3 × 52 × 2)/3 × 5] × 100% = [（15 – 4)/15] × 100% = 73.33%，再参照下述内容，该患者的病情应该是属于部分缓解。

（1）完全缓解（CR）：结果是肿瘤完全消失或基本消失并至少维持 4 周以上。

（2）部分缓解（PR）：结果是肿瘤的大小缩小在 50% 以上，维持 4 周以上，无新病灶出现。

（3）稳定（SD）：结果是肿瘤的增大不到 25% 或缩小不到 50%，无新病灶出现。

（4）病变进展（PD）：结果是肿瘤的增大大于25%，或出现新病灶。新出现的胸腹水，细胞学阳性，亦可判定是病变进展。

治疗的效果是，完全缓解好于部分缓解，部分缓解好于稳定，稳定好于病情进展；再结合生存质量和生活质量及体力的状况，就不难判断出其治疗的真正效果。

如果治疗的结果是，患者的肿瘤的增大大于25%，再结合生存质量和生活质量及体力的状况，说明您应该更换治疗方法和方案，寻求一种新的适合自己的治疗方法。

如果您的病情复杂且肿瘤多发，或治疗后有其他部位转移，自己难以评估，寻求专家帮助评定。

（三）肿瘤疗效评价新方法——RECIST标准

1. 传统疗效评价标准存在的问题

肿瘤大小的变化是各种抗癌药客观疗效的重要指标。1979年，WHO按此原则制定出药物疗效的评定标准后，一直被世界各国所采用。但经过20余年的实践，发现此标准存在以下问题：①评价肿瘤大小采用两径的乘积，容易导致疗效评价失真；②肿瘤病灶有可测量（Measurable）、可评价（Evaluable）和不可测量但可评价的差别；③在初始评价时，可测量的病灶没有规定最小尺寸；④同一器官或多个器官中有多个病灶时，应测量的病灶数目也没有具体要求；⑤测量病灶变化什么方法较为可靠，没有给出具体的建议；⑥沿器官长轴生长为主的食管、胃肠道肿瘤，很难用WHO标准评价疗效，尤其是在新辅助化疗应用于这些肿瘤时；⑦某些肿瘤标志物的变化能反映肿瘤病情及疗效，但WHO标准对此没有提及；⑧近年发展起来的一些肿瘤治疗手段，例如超声聚焦热疗和介入栓塞化疗的疗效评价，WHO标准常不适用。

2. 新的实体肿瘤疗效评价标准

鉴于WHO标准存在的问题，1998年欧洲癌症研究与治疗协会（EORTC）、美国国立癌症研究所（NCI）及加拿大国立癌症研究所（NCIC）提出抗肿瘤药对实体肿瘤客观疗效评定新标准（Response Evaluation Criteria in Solid Tumors，

RECIST），它对 WHO 标准的主要修改在于：

（1）以最大单径测量肿瘤大小。RECIST 仅以肿瘤的最大长径评价肿瘤的变化，最大长径缩小 30% 以上为 PR，增加 30% 以上（多个靶病变最大径之和增加 20% 以上）为 PD。James 等研究单纯测量肿瘤长径和肿瘤两条径线乘积与肿瘤细胞数量的对数关系，发现长径比两个方向的径线乘积更能反映肿瘤细胞数量的变化。当肿瘤为球体时，球体面积缩小 50%，对应长径减少 30%。WHO 规定的肿瘤面积增加 25% 以上为 PD 的判定标准，容易因为误差引起评价不够。Lavin 等曾经报道采用 WHO 标准判断为 PD 的肿瘤中有 25% 其实应是 SD。

（2）明确界定了可测量和不可测量病灶。能够测量的病灶是指能够正确测量肿瘤长轴的病灶，通常要大于 20mm；除此之外为不可测量的病灶，骨转移、脑脊膜转移、各种浆膜腔积液、炎性乳腺癌、癌性淋巴管炎、明显钙化或囊性/坏死性病灶和放射野内的病灶均被规定为不可测量的病灶。

（3）增加了靶病变（target lesions）和非靶病变的概念。例如，在肺癌脑转移的情况下，肺癌病灶和脑转移灶都是可测量的，化疗药物能对肺的病灶起作用，脑转移灶由于存在血脑屏障则可能无效，不能根据用药后脑病灶的大小变化来判定药物的效果。因此，肺癌病灶属于靶病变，脑病灶属于非靶病变。肺癌伴发癌性胸水，前者属于靶病变，后者属于非靶病变。骨转移通常属于非靶病变。

药物对非靶病变的效果可以评价，但只分为 CR、非 CR 和 PD 三种。CR 为所有病变均消失，且肿瘤标记物滴度转为正常；非 CR 为持续存在一个或一个以上病变，或各种肿瘤标记物滴度持续上升；PD 为有一个或一个以上的新病变出现。

（4）规定了应测量肿瘤病灶的数目。靶病灶在一个器官中可以多达 5 个，如果有几个脏器同时受累，应选择至少 2 个最多 10 个作为评价对象。在选择评价对象时，应优先选择大的病变或能够反复测量的病变。

（5）对测量肿瘤大小的手段给出了具体的建议。

1）CT 或 MRI 是评价病灶变化大小最常用的方法，但应注意有（前后的对比图像）照片，检查条件要一致，测量应在同一个窗口。用 CT 检查时，病灶不能少于两张层厚。CT 机的类型对结果判断很重要，至少应该为螺旋 CT。

2）超声检查易受检查者的经验等主观因素影响，可重复性差，即使有照片一般也不作为评价手段。但是如果有可以触及的病变，例如浅表淋巴结和甲状腺、乳腺的肿瘤，超声检查可作为触诊的补充。

3）口服钡剂 X 线摄片可用于胃肠道肿瘤病灶的测量。

4）内镜及病理检查也容易受制于检查者的主观感觉，对药物抗肿瘤效果的评价意义不大，但它们可用以证明肿瘤完全缓解。

5）PET-CT 是目前判定抗肿瘤效果最先进的影像手段，可以看到全身肿瘤的代谢活性变化，弥补 CT 图像的不足，但是检查费较贵。对此没有给出统一的要求。

二、保法医疗肿瘤综合评价标准

以疗效付费，就需要制定可行的疗效评价标准，将症状、影像学指标、肿瘤标志物等综合考虑，笔者召集泰美宝法肿瘤医院、济南保法肿瘤医院、北京保法肿瘤医院专家共同制定综合评价标准。

保法医疗疗效综合评定标准。

1. 根据症状的改善评分

症状完全消失　　　　　　20 分

症状部分缓解　　　　　　15 分

症状稍有改善　　　　　　10 分

症状进一步加重　　　　　 5 分

2. 根据世界卫生组织 WHO 实体肿瘤疗效评价

完全缓解，CR 病灶全部消失，至少维持 4 周　　　　　　　　20 分

部分缓解，PR 最大径总和缩小 30%　　　　　　　　　　　　　15 分

稳定，SD 介于 PD 与 CR 之间　　　　　　　　　　　　　　　10 分

进展，PD 为出现新的病灶或病灶最大径之和增大超过 20%　　5 分

3. 根据 KPS 评分

无症状及体征　不影响生活、工作　　　　　20 分

有症状但生活能自理　不需要人照顾　　　　15 分

生活不能自理　需要特别照顾和帮助　　　　10 分

病重、病危　　　　　　　　　　　　　　　5 分

4. 根据肿瘤标志物进行评分

肿瘤标志物　降至正常　　　　20 分

下降比较明显　　　　　　　　15 分

未下降　　　　　　　　　　　10 分

增长超过一倍　　　　　　　　5 分

5. 根据生存时间进行评分

5 年以上　　　　　　　　　　20 分

3 年到 5 年　　　　　　　　　15 分

1 年以上　　　　　　　　　　10 分

不到 1 年　　　　　　　　　　5 分

说明：此综合评价标准以上述五项内容为基础，每项内容占 20 分，总分 100 分。以 50 分为界，分值越大，疗效越好；分值越小，疗效越差。

下一步我们将逐步在临床推广新疗效评价标准，并根据新的疗效标准制定按疗效付费的细则，逐步推行让疗效说话、按疗效付费，以减轻肿瘤患者负担，提高疗效。

三、有效患者

（一）肺癌

（1）患者李某某，男，57 岁，山东济南人，住院号 00327。2005 年体检时被诊断为："左肺中心型肺癌"，李先生拒绝了手术治疗。入住济南保法肿瘤医院治疗，入院检查显示：左肺门占位病变，大小 3.1 厘米×4.1 厘米，左肺中心型肺癌。经缓释库疗法治疗后，复查显示，肿瘤缩小超过 50%，生存超过 6 年。

（2）患者张某某，男，74 岁，山东肥城人，住院号 002019。2010 年因刺激性的咳嗽就诊当地医院，确诊为肺癌晚期，入济南保法肿瘤医院，CT 检查：右肺下叶见形状不规则软组织密度肿块影，大小 3.8 厘米×7.0 厘米。入院后接受缓释库疗法治疗好转出院。2 个月后复查，CT 检查：右肺下叶见形状不规则软组织密度肿块影，大小 2.4 厘米×3.5 厘米，肿瘤缩小达 70%以上，获得了部分缓解的理想效果。

（3）患者孙某某，女，73 岁，住院号 00952，山东省淄博市人。2007 年，患者因刺激性干咳就诊于齐鲁医院，行支气管镜、胸部 CT 检查示左肺中心性肺癌，病理：（左肺）小细胞未分化癌。后入住济南保法肿瘤医院，共行左肺肿物缓释库治疗 4 次，复查 CT 示病灶明显缩小，好转出院。

（4）患者殷某某，女，72 岁，住院号 00623，山东滨州人，因干咳在滨医附院行气管镜检查病理诊断：（左肺）鳞状细胞癌。后又在省立医院行PET-CT 检查：左肺周围型肺癌并纵隔、双肺门淋巴结多发转移，左肺下叶可见一约 6.2 厘米×5.3 厘米不规则软组织影。后入保法医院，经缓释库治疗后复查 CT 示肿块缩小接近 50%，好转出院。

（5）患者孔某某，男，68 岁，住院号 00602，山东省聊城市人。2005 年患者曾无诱因出现高热、咳嗽咳痰、痰中带血丝，当地医院行 CT 检查诊为右肺中心型肺癌。后出现咳嗽加重伴咳血，为求治疗入住我院，行缓释库治疗、活化化疗后复查 CT 示病灶较前缩小，好转出院。

（6）患者郑某某，男，58 岁，住院号 00480，山东济南人。2005 年患者因"咳嗽、胸闷 3 月，痰中血丝 10 天"就诊于齐鲁医院，行电子支气管镜检查，病理示：（左肺上叶支气管）鳞状细胞癌。其听说我院缓释库疗法后入住我院，行 CT 检查示左肺上叶见最大截面约 5.8 厘米×8.5 厘米软组织密度灶，经缓释库治疗、化疗、放疗后病情稳定，咳嗽、胸闷、痰中带血丝较前缓解，复查显示，肿瘤体积缩小 50% 以上，好转出院。

（7）患者司某某，女，71 岁，住院号 00355，山东省淄博市人。2005 年患者因咳嗽伴间断性血痰 20 天以"右肺中心型肺癌"收入院，入院确诊后行活化化疗、病变区放射治疗、右肺肿物缓释库治疗后，复查病变基本消失，好转出院。

（8）患者罗某某，男，78 岁，北京人，住院号 00901。2007 年因身体不适被查出"肺癌"，来我院治疗，经 3 个疗程缓释库疗法治疗后，复查 CT 显示：病灶中心部位已经坏死、液化，肿瘤明显缩小，好转出院。

（9）患者许某某，男，72 岁，住院号 001310，山东德州人，2008 年当地医院诊为右肺癌并转移，患者拒绝放、化疗入济南保法肿瘤医院，行"缓释库疗法"治疗，肿瘤缩小明显，病人咳嗽、咳血症状消失，好转出院。

（10）患者耿某某，男，黑龙江省人，2004 年诊断为肺癌，住院前 CT 检查，肿瘤大小 6.9 厘米×3.2 厘米，经过缓释库疗法治疗后，出院时 CT 检查，肿瘤缩小为 2.9 厘米×1.8 厘米，身体无任何不适感，体重比入院前明显增加。随访至今，病人身体无任何不适，参加了当地的抗癌协会，经常和其他肿瘤患者一起交流，共同探讨抗癌新途径。目前生存时间已经超过 7 年。

（11）患者张某某，男，59 岁，山东省肥城市人，左肺癌、脑转移、颈部淋巴结转移，打听到保法肿瘤医院，不手术治疗癌症，效果不错。入院后，经过 60 天的整合治疗，患者症状基本消失，病情明显好转。病人在出院的当天，感激万分，他泪流满面地说："我真不知道该怎样感谢咱这家医院，感谢于保法教授，感谢这里所有的人，我本该死过几次的人了，是你们救了我一次又一次。你们是我春传的救命恩人，也是我全家的大恩人。"目前该患者生存已经超过 10 年。

（12）患者王某某，男，54 岁，山东淄博市人，2011 年当地医院体检：左肺上叶肺癌，为求保守治疗入我院，住院号 002321，经缓释库疗法为主的综合治疗后，病情得到控制，好转出院。

（二）肝癌

（1）患者张某某，男，41 岁，山东淄博人。2002 年患者在当地医院查出肝癌，肿瘤大小 2.8 厘米×3.0 厘米，在省某院手术无法切除肿瘤，取病理后缝合。后在保法肿瘤医院实施"缓释库疗法"四疗程，效果明显。复查 CT：肝肿瘤消失。生存时间超过 8 年。

（2）患者斯蒂文，男，美籍华人，1997 年，患者因肝癌在美国国家癌症治疗中心采用手术治疗，术后数月即出现复发，大量腹水，经化疗后身体极度虚弱，美国医生断定其生存期只有 3 个月。后来在中国接受缓释库疗法治疗，入院时患者肝部 12 个复发和转移肿瘤，经缓释库疗法治疗后，11 个肿瘤消失，剩余一个肿瘤经 5 年观察未发生变化，现在生存时间超过 13 年，已达到临床治愈标准。为感谢保法肿瘤医院的救命之恩，他还接受了媒体采访，将自己的抗癌经验告诉更多的肿瘤患者。

（3）患者纪某某，男，45 岁，住院号 00958，山东省潍坊市人，2007 年患者因右上腹疼痛，在当地医院行 B 超检查提示：右肝占位，考虑肝癌可能。在上海东方肝胆外科医院行手术切除，术后病理示：（肝右叶）肝细胞癌。不幸的是术后 1 个月复查 B 超示肝右内叶见一 1.6 厘米×1.5 厘米团块，考虑术后复发。经别人介绍入住我院，经肝肿瘤缓释库治疗 3 次后，好转出院。

（4）患者苏某某，男，68 岁，山东淄博桓台人，在黑龙江七台河市生活，生病后返回祖籍老家，2005 年体检查出肝右侧 3 厘米×3.5 厘米肿瘤，在当地医院保守治疗效果差，为求进一步治疗，就诊济南保法肿瘤医院，实施"缓释库"方法治疗。治疗后，肿块缩小超过 60%，生存已经超过 5 年。

（5）患者陈某某，男，53 岁，山东济南人，肝癌，患者曾多方求医，但病情没有得到有效的控制，万般无奈之下，他想到了自己曾在《泉城夜话》上看到于保法教授的"缓释库疗法"可以治疗自己的疾病。在保法医院经过一个疗程的治疗，他的病情得到了控制，后又经三个疗程的巩固治疗，生存时间超过 5 年，达到临床治愈标准。

（6）患者王某某，女，22 岁，江苏省无锡市人，住院号 01282，双侧卵巢癌腹腔多发转移术后，病理：（双侧卵巢）肉瘤样颗粒细胞瘤（高度恶性）呈大网膜腹壁盆腔及杜氏窝种植转移，2008 年入住我院，肝脏转移瘤经缓释库疗法治疗后体积明显缩小，好转出院。

（三）食道癌

（1）患者蒋某某，男，69 岁，山东鄄城人，住院号 00928。2007 年因进食阻挡感，病理诊断为"食道鳞癌"，钡透显示：食管中段，6 厘米病变。入我院治疗两疗程后检查：病灶缩小为 1 厘米。2 年后来院复查，钡透：病灶消失。他说："缓释库疗法真好，比手术好，没痛苦，我村和我一起有 5 个食道癌患者，4 个做了手术，已去世 3 人，另 1 人也不太好，只有我好了，我庆幸选择了保法医院。"

（2）患者赵某某，男，72 岁，住院号 01176，山东济南人，患者因进食阻挡感、黏液返流就诊于解放军 456 医院，行胃镜检查诊断为：食管鳞癌。未行治疗，因症状加重入住我院，行食管肿物缓释库治疗、化疗后，病情明显缓解，好转出院。

（3）患者刘某某，男，50 岁，山东济南市人，住院号 01582，食管癌颈部淋巴结转移，经缓释库治疗后复查 CT、钡餐透视：管腔明显好转，未见充盈缺损，扩张良好，好转出院。

（4）患者刘某某，男，山东省聊城市人，在当地被确诊为贲门癌，来到保法肿瘤医院，经过一个多月的治疗后，老人家恢复如初。出院后，又定期来复查，现在老人已完全恢复了健康，生存时间已经超过 8 年。

（5）患者张某某，男，山东聊城人，食管癌，入我院行放疗和其他支持治疗，前后住院 4 次，现恢复完好如初，生存时间超过 10 年。

（6）患者陈某某，男，平阴人，因"进行性吞咽困难"就诊于省级医院检查出食道癌，入院后，经缓释库治疗等综合治疗后，吞咽困难完全缓解，复查时病灶完全消失。2011 年 5 月，保法肿瘤医院到平阴义诊，巧遇来看眼病的陈先生，老先生感慨地对义诊的李主任说："现在都 8 年了我的病也没复发，再说就算我这病复发了也不害怕，因为还有缓释库疗法呢！"

（四）胃癌、肠癌

（1）患者赵某某，男，79 岁，山东济南人，住院号 01231，2008 年，患者因"进行性吞咽困难，进食后呕吐一月"就诊于山东省中医院，行上消化道钡透及胃镜检查，诊为贲门癌，吞咽困难进行性加重，后来我院，经缓释库治疗、活化化疗后，吞咽困难逐渐减轻，复查 CT 病灶明显缩小，好转出院。

（2）患者孔某某，男，黑龙江人，患者因身体明显消瘦就诊当地医院，诊断为胃癌，当地医院认为他只能活 3~6 个月。后决定采用缓释库疗法进行治疗，老人先后接受了四次"缓释库"疗法治疗。肿瘤缩小了，疼痛没有了，沉重的包袱卸下了，吃饭香了，体重增加了，和入院时判若两人。半年后，老人在自己的文章中写道："患病的人往往有一种误区，认为只有大城市，大医院才能治自己的病，这种观点很让人费解，我认为，少花钱、无痛苦、疗效好，才是关键。我在保法医院的经历让我坚信这一点。"

（3）患者巴巴耶夫，男，70 岁，住院号 00946，俄罗斯列宁勋章获得者，2007 年，巴巴耶夫患胃癌，在俄罗斯治疗无效而到中国寻求治疗方法。经过保法医院两个周期的治疗后，病情得到控制，取得了良好的效果，康复回国。

（4）患者臧某某，男，58 岁，住院号 00552，山东济南人。2005 年患者因"交替性便秘、腹泻 2 月"就诊于山东省立医院，诊断为"直肠癌"并行直肠癌根治术，术后病理显示：中分化腺癌。一年后感术后肛门处坠胀不适，并腰骶部门间断性疼痛及尿频，再次入省立医院检查，CT 检查结果显示：直肠癌术后复发，行化疗 2 周期，效果欠佳。为求进一步治疗，遂入济南保法肿瘤医院进行治疗，给予直肠区肿块缓释库治疗及活化放疗，症状明显减轻，好转出院。

（五）乳腺癌

（1）曼迪，女，48岁，美国9个孩子的母亲，乳腺癌。为了不影响自己的美和获得更好的生活质量，她拒绝了美国医生提出的手术治疗和大剂量化疗的方案，来到保法医院接受缓释库疗法治疗。美国对乳腺癌的常规治疗一般是手术切除，为了留住美丽，获得最佳的治疗效果，曼迪在绝望中来到中国。经过治疗后，曼迪的肿瘤得到了很好的控制。《健康时报》和《泉城夜话》都对此进行了专门的报道，于保法教授接受《健康时报》记者采访的时候说，曼迪已是乳腺癌晚期，一般治疗癌症方法是化疗，但化疗药都是静脉注射，药物进入身体后是周身平均分配药物，药物真正达到肿瘤病灶的不足注射药物的百分之一，而"缓释库疗法"则是把药物直接注射到肿瘤里，让肿瘤泡在药水中，"像泡咸菜一样让药物把肿瘤给杀死"，经过治疗，曼迪康复回国。

（2）莫瑞尔，美国著名女画家。2002年底，80岁的她被诊断为乳腺癌，2003年正当"非典"肆虐之时，她不顾家人和朋友的反对，毅然来到中国接受缓释库治疗。经过治疗，莫瑞尔的乳腺癌得到了有效的控制，好转回国。

（3）郑某某，女，44岁，住院号01514，安徽省怀宁县人。患者于2007年7月6日行左乳癌根治术，术后病理示：左乳腺浸润性小叶癌。术后辅助化疗6周期，左胸壁、左锁骨上放疗，2008年5月患者感左胸壁发痒，皮肤发红、变硬，并迅速向周围蔓延至左锁骨上、右乳内象限，于当地医院行右乳内象限穿刺查见瘤细胞，不幸的是行化疗8周期后行骨扫描检查示多发骨转移，胸部CT检查示右腋窝、纵隔淋巴结转移。胸壁皮肤发红、变硬无好转。后于2009年6月12日至2009年11月26日先后入住我院，给予活化化疗，胸部局部三氧治疗，现皮肤红肿变硬区消失，转移淋巴结缓释库治疗后病灶稳定，好转出院。

（六）胰腺癌

（1）患者周某某，男，59 岁，山东济南人，住院号 002037。周先生是位运动健将，身体一直很好，2010 年夏天经山东两家权威医院检查，确诊为胰腺癌肝转移，鉴于周先生严重的病情，两家医院的意见一致——拒绝收治。绝望中入济南保法肿瘤医院经过四个疗程缓释库治疗，患者生存状况良好，肿瘤标志物 CA 199 从入院时的 5700 降到 500，好转出院。

（2）患者樊某某，女，黑龙江省哈尔滨市道里区人，胰腺癌。患者于2006 年 7 月在当地被确诊为胰腺癌，随后在哈医大二院进行手术，但因为当时肿瘤跟其他脏器粘连，难以剥离，故肿瘤未曾切除即被缝合。患者没有拆线来我院治疗，经缓释库治疗和放疗后，症状逐渐减轻，出院时肿瘤缩小超过 50%。后经巩固治疗，现在胰腺已完全恢复正常，全身无任何不适，生存时间已经超过 5 年。

（3）患者时某某，男，52 岁，济南市平阴县人，住院号 001318，胰腺癌，2008 年因右上腹胀痛不适一月余，皮肤黄染十余天，入住我院，经缓释库、对症支持治疗后，皮肤黏膜黄染减轻，大便颜色由灰白转为黄色软便，好转出院。电视台联合直播健康节目《健康时空》曾就时先生的情况做过专题报道。

（七）头面部肿瘤

（1）患者周某某，女，下唇癌，山东泰安人，患者因下唇肿物确诊为下唇癌，经过缓释库治疗、活化放疗，肿瘤很快消失，10 多年来患者无任何不适，在家安度晚年，被评选为"十一年抗癌明星"。

（2）患者李某某，男，38 岁，山东广饶人，住院号 00517。患者因"右腮部肿块，饮酒后逐渐增大"就诊于胜利油田中心医院，右侧扁桃体活检病理显示：恶性淋巴瘤，弥漫性大 B 细胞型。患者为求进一步治疗，入我院治疗，入院 B 超检查显示：右颈部探及多个肿大淋巴结，大者约 6.4 厘米×3.4 厘米。完善辅助后检查给予右颈部肿大淋巴结缓释库治疗、活化化疗后，好转出院。

（3）患者李某某，女，56岁，山东济宁人，住院号000039。患者因"前额皮脂腺囊肿"在当地医院行手术切除，术后病理显示：前额隆突性皮肤纤维肉瘤。一年后手术区发现花生粒大小肿物，入齐鲁医院手术切除，3年后手术局部再次出现复发，遂入济南保法肿瘤医院治疗。B超检查显示：左前额部肿块厚约0.45米，给予左前额部肿物缓释库治疗，局部三氧辅助治疗，好转出院。

（4）患者张某某，女，76岁，淄博市桓台县陈庄镇东宰村人，住院号002291，2011年1月检查出患有牙龈癌，入济南保法肿瘤医院，治疗的过程中没有难受，没有痛苦，这太重要了！事实证明，她的选择是对的，经过治疗，患者的病情得到了有效的控制，好转出院。2011年8月17日，我院医生回访时，状况良好。

（八）恶性淋巴瘤

（1）患者姜某某，女，48岁，山东济南人，住院号00294，2003年体检检查出了"霍奇金氏淋巴瘤"，她并没有马上住院治疗，而是详细地了解了各种治疗方法，经过比较她选择了"缓释库疗法"为主、活化化疗和活化放疗为辅的整合医学来治疗自己的肿瘤。在保法医院接受治疗后，她没有出现恶心、呕吐、掉发等反应，精神一直很好，病情得到了良好的控制。生存时间超过7年。

（2）患者杜某某，女，48岁，山东济南人，住院号00198，因"发烧、咳嗽、咽喉疼痛等症状"就诊于市内某医院，被诊断为"胰腺癌"（后确诊为"恶性淋巴瘤"）已经无法治疗，认为生存期限只有3~6个月，后听说"缓释库疗法"可以不手术治疗肿瘤，遂入院治疗，缓释库治疗一个疗程后，肿瘤明显缩小，好转出院。

（九）泌尿系统肿瘤

（1）患者杨某某，男，73岁，淄博人，住院号00944，2007年6月27日当地医院诊断：膀胱癌。CT 示膀胱左后壁肿瘤 4.8 厘米×4.3 厘米×3.0 厘米，患者拒绝手术。2007 年 9 月 17 日住济南保法肿瘤医院，进行缓释库疗，效果显著，好转出院。2008 年 5 月 30 日复查 CT 示肿瘤 1.4 厘米×1.5 厘米，病灶内高密度钙化，好转出院。

（2）患者张某某，男，73 岁，山东济南人，住院号 00658。患者因"腹部、腰部疼痛渐行性加重"入山东省立医院经 B 超、CT 检查诊断为"右肾癌"，遂入保法肿瘤医院进行治疗，先后行右肾肿块"缓释库技术"治疗，下腔静脉癌栓治疗，患者生存时间超过六年，达到临床治愈。

（3）患者 Andres，男，9 岁，美国佛罗里达州人。2001 年因右睾丸肿块入保法肿瘤医院治疗。入院查体：右侧睾丸体积较大，约 4 厘米×3 厘米×2 厘米，质硬，触痛，左侧睾丸正常。B 超显示：右侧睾丸上极可见约 1.2 厘米×1.1 厘米的实性低回声团块，下极可见囊实性团块约 1 厘米×1.5 厘米大小。胸片、腹部 B 超未见异常。经检查确诊为（右睾丸）精原细胞瘤。进行右侧睾丸肿瘤"缓释库"治疗。2001 年 11 月复查，B 超显示：右侧睾丸肿瘤消失，完全缓解出院。

（十）其他部位肿瘤

（1）患者悬某某，江苏省沛县张寨镇人，女，66 岁，住院号 01566，腹膜间皮瘤。因腹部不适 3 月、腹胀 2 月于 2009 年 7 月 24 日入院，查体移动性浊音阳性，入院后给予对症支持治疗，腹腔肿物缓释库治疗，一月后复查，腹腔未见明显肿物，无腹水。

（2）患者吕某某，女，76 岁，住院号 00603，恶性胸腺瘤。因胸闷憋气一月，活动后加重一周于 2006 年 4 月 12 日在山东省立医院行胸部 CT 检查：胸腺区两个软组织块，符合胸腺瘤表现并伴有双侧胸腔积液、心包积液。于 2006 年 4 月 20 日入住我院，行胸腔灌注，胸腺瘤缓释库治疗，胸腔积液、心包积液得到控制。

（3）王某某，男，62 岁，住院号 01340，小肠间质瘤术后肝转移，病理：（小肠）恶性间质瘤，2009 年入我院，经缓释库治疗后复查病灶体积明显缩小。

（4）患者王某某，男，60岁，山东淄博人，2011年1月因全身皮肤瘙痒，皮肤红肿，当地医院检查诊断为壶腹周围癌，已无有效治疗方法，于2011年1月21日入济南保法肿瘤医院，住院号002222，后经缓释库疗、胆道支架等综合治疗后，患者症状消失。

（5）患者李某某，男，80岁，北京人，住院号00053，2004年患者因"下腹坠胀感"于北京安贞医院就诊，B超显示盆腔占位性病变，体积为8.4厘米×7.9厘米×7.8厘米大小。来我院治疗。入院B超检查显示：肿瘤大小约11厘米×9.2厘米×9.1厘米略高回声团块，形态不规则，边界清，内回声不均质，见散在不规则液性暗区。病理报告显示：盆腔神经纤维肉瘤。患者在我院接受缓释库治疗和活化化疗，肿瘤缩小达到86.74%。